Ein Fingerdruck-
und Sie sind Ihre Schmerzen los

Dr. Roger Dalet

Ein Fingerdruck –
und Sie sind Ihre Schmerzen los

Weltbild Verlag

Aus dem Französischen von
Dr. Wolfram Schäfer

Genehmigte Lizenzausgabe für
Weltbild Verlag GmbH, Augsburg 1990
© für die deutsche Ausgabe
Gustav Lübbe Verlag
Originalausgabe:
Supprimez vous même vos douleurs
par simple pression d'un doigt
© OPERA MUNDI, Paris
Schutzumschlag: Arno Häring
Layout: Friedrich Förder
Satz: Satzstudio Keßler, Köln-Porz
Druck und Einband:
Appl, Wemding

Alle Rechte, auch die der
fotomechanischen Wiedergabe,
vorbehalten.
Printed in Germany
ISBN 3-89350-017-0

Inhalt

Inhalt

Einführung _____ 9

Ein Blick in die Geschichte 10

Was sagt
die Wissenschaft dazu?

Die Wirkung auf der Haut 18

Die Wirkung
im Rückenmark _____ 24

Die Wirkung
im Gehirn _____ 28

Praktische Hinweise _____ 34

Die Krankheiten
(in alphabetischer
Reihenfolge)

Anale Schmerzen _____ 38

Atembeschwerden _____ 40

Augenschmerzen _____ 42

Ausschlag _____ 44

Bauchschmerzen _____ 46

Beine, Müdigkeit der _____ 48

Beinkrämpfe _____ 50

Brustkorbschmerzen _____ 52

Brustschmerzen der Frau 54

Depressionen _____ 57

Drogen – Alkohol –
Tabak,
Abhängigkeit von _____ 60

Durchfall _____ 64

Ellbogenschmerzen _____ 66

Erbrechen _____ 70

Fingerschmerzen _____ 72

Fuß- und Zehenschmerzen 74

Fußknöchel,
Verstauchung der _____ 76

Gesichtsschmerzen _____ 78

Gesichtsschönheitspflege _ 80

»Grippe« _____ 82

Inhalt

Halsschmerzen _____ 86	Rückenschmerzen _____ 122
Hand- und Handgelenkschmerzen _ 88	Schlaflosigkeit _____ 124
Herzklopfen _____ 92	Schlag – Trauma _____ 128
Hexenschuß _____ 94	Schluckauf _____ 130
Hüftbeschwerden _____ 96	Schnupfen _____ 132
	Schulterschmerzen _____ 134
»Ischias« _____ 98	Schwellungen _____ 136
Kater _____ 100	Seekrankheit – Reisekrankheit _____ 138
Knieschmerzen _____ 102	
Kopfschmerzen _____ 104	Sexualität – Impotenz und Frigidität _____ 140
	Stimmlosigkeit _____ 146
Lampenfieber _____ 109	
Luftschlucken _____ 111	Verbrennungen – Sonnenbrand _____ 148
Monatsblutungen, zu starke _____ 114	Verstopfung _____ 150
Monatsschmerzen _____ 116	Wurmerkrankungen _____ 152
Ohnmacht – Schwindel – Zusammenbruch _____ 118	Zahnschmerzen _____ 154
Ohrenschmerzen _____ 120	Schlußbetrachtung _____ 156

Einführung

Jeder von uns hat natürlich schon von Akupunktur gehört. Und uns allen erscheint diese Behandlungstechnik des Fernen Ostens als geheimnisvoll, mysteriös und sehr kompliziert. Dennoch behandeln und heilen in China Tausende von Männern und Frauen, die man auch <u>Barfußdoktoren</u> nennt, die Kranken ihrer Familie, ihrer Nachbarschaft, ihres Arbeitsplatzes und – sich selbst, indem sie ganz einfach bestimmte Punkte ihres Körpers reizen.
Sie alle sind Laien.
Warum sollten Sie nicht dasselbe tun können, sich selbst von Ihren kleinen Wehwehchen befreien und auf die gleiche Art Ihren Kindern oder Ihren Freunden helfen? Was wir von den <u>Barfußdoktoren</u> lernen wollen, kann selbstverständlich eine vollständige Behandlung nicht ersetzen; die ist Medizinern und auf Akupunktur spezialisierten Ärzten vorbehalten. Uns geht es ganz einfach darum, schnell Erleichterung zu schaffen, ohne sogleich auf Tabletten oder Tropfen zurückgreifen zu müssen. Wie stoppt man eine quälende Erkältung? Wie kann man den Hexenschuß lindern? Was tut man gegen beständige Schmerzen?

Wir wollen in diesem Buch eine ganze Reihe solcher alltäglicher Unpäßlichkeiten an uns Revue passieren lassen und dabei lernen, wie man ihnen mit einem einfachen Fingerdruck begegnen kann.

Ein Blick in die Geschichte

Man nimmt mit Recht an, daß die traditionelle chinesische Medizin älter ist als unsere geschichtliche Zeitrechnung. Immer häufiger findet man in vorgeschichtlichen Gräbern Nadeln und Instrumente, die zweifellos zu therapeutischen Zwecken gedient haben. Manchmal sind diese Nadeln nur einfache Scherben oder kleine Steinsplitter. Selbst in Königsgräbern oder neben den Sarkophagen von Fürsten und Prinzessinnen werden solche Nadeln aus Gold oder Silber gefunden. Und da es uns an Dokumenten über diese frühzeitliche Akupunktur fehlt, werden immer gewagtere Hypothesen aufgestellt, deren eine sogar besagt, daß die Akupunktur ursprünglich außerirdischen Besuchern zu verdanken sei. Nun, so weit wollen wir nicht gehen. Wir wollen vielmehr annehmen, daß es geduldige und genaue Beobachtung war, die es den Chinesen erlaubte, ein solch verblüffendes medizinisches Denkgebäude zu errichten, das für uns nichts weniger darstellt als eine medizinische Revolution.

Geschichte 11

Übrigens haben die Chinesen selbst schon sehr früh begonnen, die Akupunktur wissenschaftlich zu erfassen und zu klassifizieren. Ein bedeutendes Werk, das als Nei-King oder Nei-Jing bezeichnet wird, stammt aus dem Jahre 220 v. Chr. Es wurde im Auftrag des Kaisers Hoang-ti verfaßt. Warum er dieses Werk in Auftrag gegeben hatte, erfahren wir von ihm selbst: »Zu meinem großen Bedauern muß ich feststellen, daß alle meine Untertanen, die von Krankheiten heimgesucht werden, mir weder Steuern zahlen noch Frondienste leisten; es ist mein Wunsch, daß man ihnen nicht mehr Medikamente verabreicht, die sie nur vergiften, und daß man sie auch nicht mehr länger mit den veralteten Steinnadeln behandelt. Ich wünsche statt dessen, daß man diese geheimnisvollen Metallnadeln benutzt, mit denen man die Energie steuern kann.«
In diesem Satz ist bereits die ganze Akupunktur begründet.
Aus dem Jahre 1400 n. Chr. ist uns eine kleine Statue überkommen, die man als das Bronzene Männchen bezeichnet. Die ganze Figur ist mit Löchern übersät, die den bei der Akupunktur angewandten Punktierungen entsprechen. Sie diente offenbar als Modell zur Ausbildung der Studenten.
Diese kontinuierliche Entwicklung der Akupunktur hat erst Anfang des 19. Jahrhunderts eine Unterbrechung erfahren, als unter der Einwirkung des europäischen Kolonialismus die traditionelle Medizin zumindest in den oberen Schichten der Gesellschaft allmählich der europäischen Medizin Platz machen mußte. In der Zeit vor der Machtergreifung Mao Tse-tungs wurde die traditionelle Medizin sogar verboten und mußte sich in die entlegensten Landgebiete Chinas zurückziehen. Erst mit Mao Tse-tung kam sie wieder zu alten Ehren. Schon während der Zeit des Bürgerkrieges hatte man auf sie zurückgegriffen und sah jetzt die Zeit gekommen, sie wieder in den großen Krankenhäusern anzuwenden und zu lehren.

Um die Akupunktur zu verstehen, muß man zu allererst wissen, daß sie eine Philosophie ist, oder besser gesagt: Sie ist in das allgemeine Gedankengebäude der Chinesen eingegliedert. In dieser Philosophie stellt die Welt der Materie und die Welt der Energie keinen Gegensatz dar, sondern eine Kontinuität, einen dynamischen Zusammenhang. Dieses Dualsystem wird in der chinesischen Tradition als das Yin und das Yang bezeichnet. Beides sind Kräfte, die sich ergänzen und ineinander übergehen wie der Tag in die Nacht. Beides sind nur die zwei Gesichter des einen Ganzen, das die Wahrheit ist. Von diesem System des Yin und des Yang wird die ganze Materie bestimmt, und diese wiederum setzt sich aus unterschiedlichen Elementen zusammen.

Wie man weiß, haben die Zahlen für die Chinesen eine besondere Bedeutung, weswegen es nicht verwunderlich ist, daß sie die ihnen wichtigste Zahl 5 auch in den Elementen wiedergefunden haben. Es gibt also fünf Elemente, wie es fünf Himmelsrichtungen gibt (bei denen zu den vier uns bekannten noch die Mitte hinzukommt); es gibt fünf Planeten, fünf Geschmacksarten, fünf Gerüche. Die Elemente sind im einzelnen die Erde, das Feuer, das Wasser, die Luft und das Holz. Jedes Element wiederum entspricht einem Sinn, woraus sich fünf Sinnesorgane ergeben. Elemente und Sinne sind untereinander durch vielfältige Entsprechungen verbunden.

Die Akupunktur ist ein Teil dieser Philosophie; aber sie ist auch eine Technik. Und nichts ist faszinierender, als einen chinesischen Arzt bei der Ausübung dieser Technik zu beobachten, die so anders ist als die der europäischen Ärzte. Natürlich stellt auch der chinesische Arzt eine Diagnose; aber er bedient sich dazu ganz anderer Mittel als sein abendländischer Kollege. Er beginnt die Untersuchung mit dem sorgfältigen Studium des Gesichtsausdrucks des Kranken. Er beobachtet die Farbe seiner Augen, die Färbung und Körnung seiner Haut. Aufmerksam untersucht er Millimeter für Millimeter die Zunge des Patienten, und er entdeckt, was für seine spätere Behandlung entscheidend ist, die Entsprechungen zu den inneren Organen. Ganz anders als der abendländische Arzt tastet er den Unterleib nur oberflächlich ab, berührt nur ganz kurz bestimmte Stellen, und erfährt dennoch alles, was nötig ist, um eine erfolgreiche Behandlung durch Akupunktur einzuleiten.

Vielleicht den höchsten Stellenwert bei dieser Untersuchung nimmt der Puls ein. Im Abendland kennen wir eigentlich nur den am Handgelenk; in China dagegen zählt man insgesamt zwölf Pulsstellen, die an den äußeren Schlagadern oder an der Radialader liegen. Jede dieser Pulsstellen wiederum entspricht einem bestimmten Organ. Mit großem Fingerspitzengefühl vervollständigt der Akupunkteur an diesen Pulsstellen seine Diagnose. Vielleicht sollten wir, bevor wir zum wissenschaftlichen Aspekt der Akupunktur übergehen, uns einmal einen der Hauptgesichtspunkte der chinesischen Medizin vor Augen halten: Nach chinesischer Auffassung wird der Körper unaufhörlich von Lebensenergie überströmt. Diese Energie fließt zwar über den ganzen Körper, konzentriert sich aber bevorzugt in bestimmten Strängen, die inneren Organen entsprechen. Einer dieser Stränge ist das, was wir im Abendland die Meridianlinie nennen – sie entspricht dem

Herzen. Ein anderer Strang entspricht der Lunge, ein anderer der Leber, ein anderer der Milz usw. Es gibt auch Stränge, die den Eingeweiden entsprechen, dem Blinddarm, dem Dickdarm, der Galle, der Blase und dem Magen. Und schließlich gibt es solche Stränge, die vor allem verbindende oder stützende Funktionen haben und die das gesamte Stranggeflecht miteinander verbinden.

Der entscheidende Punkt ist nun, daß sich irgendwo in diesen Strängen eine Art Knoten bilden kann, der den Energiefluß zum Stillstand bringt: Eine Krankheit erscheint. Dasselbe geschieht, wenn eine widernatürliche Energie an die Stelle der normalen Lebensenergie tritt. Auch in diesem Fall wird deren natürlicher Fluß empfindlich gestört, was sich als eine Krankheit bemerkbar macht.

Betrachten wir nun das gesamte Stranggeflecht, so finden wir insgesamt 361 Punkte auf ihm, durch die der Energiestrom qualitativ und quantitativ verändert werden kann. Eben diese Punkte sind es, bei denen der chinesische Arzt nach Stellen seiner Diagnose die Behandlung beginnt. Hierbei bedient er sich traditioneller Regeln, die so poetische Namen tragen wie die Mutter-Sohn-Regel oder die Regel der fünf Elemente. Mit Hilfe feiner Nadeln reizt er die entsprechenden Punkte, wodurch sich der Stau löst und die natürliche Energie wieder zu fließen beginnt. Die Gesundheit ist wiederhergestellt. Natürlich kann man die Reizung der Punkte ebensogut durch Massage mit Fingerdruck bewirken.

Als die Akupunktur zum ersten Mal im Abendland bekannt wurde, löste sie einen gewissen Schock aus. Sooft sie auch in der Folgezeit Anwendung fand, so oft wurde sie wieder vergessen. Zunächst waren es im 16. Jahrhundert die Benediktiner, die nach ihrer Rückkehr aus China als erste die Grundlagen der chinesischen Medizin verbreiteten. Mit den Nadeln, die sie aus China mitgebracht hatten und mit denen sie angeblich Krank-

heiten heilen konnten, erregten sie allerdings mehr Skepsis und Ironie als Vertrauen. Vor allem in Frankreich wurde im 19. Jahrhundert die Akupunktur zu neuem Leben erweckt. Einer ihrer bekanntesten Vertreter war Soulié de Morant, der in China französischer Konsul gewesen war und chinesische Bücher ins Französische übersetzte. Auch er traf auf Ungläubigkeit und sogar Feindseligkeit.
Erst das 20. Jahrhundert brachte den eigentlichen Durchbruch der Akupunktur im Abendland. Einer der Gründe dafür ist zweifellos das starke Interesse, das Mao Tse-tung der Akupunktur entgegenbrachte. Er versuchte zeitlebens, in seinem Land die Errungenschaften der westlichen Medizin mit dem Schatz der chinesischen Tradition zu verbinden. Es ist heute in China durchaus üblich, daß einem chirurgischen Eingriff nach westlichem Vorbild eine Betäubung vorausgeht, die ganz einfach durch das Einstecken kleiner Nadeln erzielt wird. So war es zum Beispiel möglich, daß man Patienten während der Operation filmen und sogar interviewen konnte. Und um noch einmal auf die Barfußdoktoren zurückzukommen: Das sind einfache Fabrikarbeiter oder Bauern, die in Kursen die Handhabung der Nadeln lernen und mittels Akupunktur oder Fingerdruck in jeder Situation schnelle Hilfe bringen können. Ts'ao Pu Yu ist einer von ihnen. Ihm ist es gelungen, eine Behandlungstechnik für Taubstumme zu entwickeln, mit deren Hilfe vielen Chinesen das Gehör zurückgegeben wurde. Seine Therapie könnte auch für die westliche Welt neue Horizonte öffnen.
Noch eines dürfte vielleicht interessant sein: Die Akupunktur ist zwar uralt, aber das heißt nicht, daß sie nicht zu ständiger Entwicklung fähig wäre. Jahr für Jahr werden von der chinesischen Forschung neue Punkte entdeckt. Man experimentiert zum Beispiel mit der Verwendung elektrischen Stroms in den Akupunkturnadeln. Vor allem aber wurde – als Resultat wissenschaft-

licher Forschung – die Zahl der jeweils zu behandelnden Punkte beträchtlich verringert: Oft genügt heute ein einziger Punkt, um einen ganzen Bereich abzudecken, für den früher eine Vielzahl von Punkten zuständig war. Eine Konsequenz dieser Forschungen ist, daß man gelernt hat, mit immer einfacheren Mitteln immer effektiver zu arbeiten. Eben dies wollen wir in unserem Buch lernen: mit dem einfachen Mittel des Fingerdrucks unser eigenes Leben und das unserer Familie und unserer Freunde leichter, lebenswerter zu machen.

Was sagt die Wissenschaft dazu?

Wissenschaft

Die Wirkung auf der Haut

Gibt es wissenschaftliche Beweise für die Wirkung der Akupunktur? Diese Frage wird oft von Kranken gestellt, manchmal, etwas spöttisch, auch von Ärzten. Gewiß konnte man immer eindrucksvolle, häufig unerwartete therapeutische Erfolge ins Feld führen. Doch gerade ein therapeutischer Erfolg ist etwas Umstrittenes. Es ist wiederholt dagegen gesagt worden, daß es nur die Einbildungskraft gewesen sei, die der Akupunkturarzt nutzte, um den Patienten von den positiven Ergebnissen der Methode zu überzeugen; man erreiche mit der Akupunktur also nur einen sogenannten Plazebo-Effekt. Eifrig war man deshalb auf seiten der Akupunkteure bemüht, wissenschaftliche Beweise für die Wirkung der Akupunktur vorzulegen. Und unter wissenschaftlichen Beweisen verstehen wir eben Nachweise, wie sie bei allen medizinischen Experimenten erbracht werden.

Nun, es gibt diese Beweise... Es gibt eine ganze Menge und immer überzeugendere.

Wissenschaft 19

Zunächst haben wir indirekte Beweise, d. h. man hat bei gesunden und kranken Personen Ergebnisse der Akupunktur messen können. Man hat zum Beispiel festgestellt, daß die Anwendung von kleinen Nadeln eine Fülle zum Teil widersprüchlicher Ergebnisse – aber eben Ergebnisse – zur Folge hat. Und es steht unanfechtbar fest, daß die Akupunktur in vier Bereichen Erfolge erzielt, die statistisch festgehalten worden sind: bei der Zusammensetzung des Blutes, bei Funktionsstörungen des Herzens, der Atem- und der Verdauungswege. Schon seit langer Zeit ist nachgewiesen, daß die Stimulierung bestimmter Punkte zu einer Verbesserung der Blutzusammensetzung führt. Es gibt einen Punkt, dessen Stimulierung auf konstante Weise die Bildung einer beträchtlichen Anzahl von roten Blutkörperchen im Blut zur Folge hat; man konnte dies bereits zwei oder drei Minuten nach der Reizung nachweisen.

Auch im Elektrokardiogramm konnte man Veränderungen feststellen, die durch Akupunktur erzielt werden – dies nicht so sehr bei gesunden Menschen als vielmehr bei einigen Kranken, die Herzrhythmusstörungen zeigten. Man konnte sowohl quantitativ wie qualitativ eine Regulierung im Elektrokardiogramm beobachten. Man hat auch mit sogenannten Spirometern die Atemfunktion untersucht und eine Verbesserung dieser Funktion bei normalen Patienten, vor allem aber bei Asthmatikern, festgestellt. Man wies nach, daß neben einer allgemeinen Linderung die Krämpfe in den Bronchien allmählich unter der Einwirkung der Nadeln verschwanden.

Doch die aufsehenerregendsten Ergebnisse sind kürzlich in Tours erzielt worden. In dieser Stadt hat man besonders die Funktionen der Verdauungsorgane untersucht, wobei man genauso verfahren ist wie bei der Elektrokardiographie; d. h. man setzte die Elektroden an der Bauchwand des Kranken an, und die Bewegungen des Darms und des Magens wurden in Form von elektrischen Stößen aufgezeichnet. Dabei entdeckte man, daß, besonders wenn die Stromstöße sehr häufig waren, das Ansetzen von Nadeln auf der Bauchwand eine Beruhigung der inneren Organe mit sich bringt. Diese Beruhigung konnte an der Verringerung der elektrischen Impulse und der Ausschlagweite der Kurven abgelesen werden.

Das alles sind indirekte Beweise. Man hat bewiesen, daß die Akupunktur in Form von Massage, Druck oder unter Zuhilfenahme von Nadeln auf die Organe einwirkt, aber man weiß noch nicht, wie und wodurch das geschieht. Ein solcher Nachweis wäre ein direkter Beweis, d. h. er wäre praktisch von der Haut abzulesen. Man weiß schon seit langer Zeit, daß es mit diesen Punkten und Strängen eine besondere Bewandtnis hat. Tatsächlich bewirkt die Stimulierung eines bestimmten Punktes eine Schmerzempfindlichkeit, die viel intensiver ist als an benachbarten Gewebestellen. Als man dann begann, elektrischen Strom bei der Akupunktur zu benutzen, stellte man ebenfalls fest, daß dies von der Versuchsperson an den betreffenden Punkten stärker empfunden wird als an den angrenzenden Stellen der Haut. Die Stromeinwirkung wird an diesen Punkten als ausgesprochen unangenehm empfunden, während sie bei gleicher Stärke auf den benachbarten Stellen kaum oder nur oberflächlich verspürt wird. Nachforschungen, warum dies so ist, waren lange Zeit erfolglos geblieben. Man hat das unmittelbar betroffene Gewebe der punktierten Stellen entfernt und unter dem Mikroskop untersucht, ohne etwas zu finden. Man hat außerdem versucht aufzuzeichnen, wie diese Punkte und Stränge auf Elektrizität reagieren.

In jahrelangen Forschungen ist Wissenschaftlern in Marseille der Nachweis gelungen, daß der Widerstand gegen Elektrizität an diesen Punkten und an den Meridianlinien am geringsten ist. Man hat diese Unter-

suchungen mit dem Hinweis kritisiert, daß die Sensibilität der Haut gegenüber Strom sehr schwer zu messen ist; schon ein etwas stärkerer Druck genüge, um zu völlig anderen Ergebnissen zu kommen.
Man versuchte daher, diesen Druck zu umgehen: Die Wissenschaftler haben extrem leichte Kontakte entwickelt, haben die üblichen Elektroden aus Metall durch solche aus Kunststoff wie Teflon ersetzt und so den Druck auf ein kaum mehr meßbares Maß verringert. Nachdem diese Fehlerquelle ausgeschaltet war, fand man heraus, daß Widerstand und Leitwert der Haut auf diesen Punkten gegenüber anderen Hautstellen variieren. Es stellte sich heraus, daß die Leitfähigkeit der Haut an den Stellen der Akupunktur am größten ist. Um diese Punkte herum nimmt sie schnell ab. Stellt man Messungen an Geweben mit gleicher Leitfähigkeit an, so erhält man eine Art Oval um den punktierten Punkt, mit einer Verringerung der Empfindlichkeit der Haut, je weiter man sich von ihnen entfernt. Der Beweis für die Besonderheit dieser Punkte war damit erbracht.
Auch die Meridianlinie zeigt die gleichen Eigenschaften: Ihre Leitfähigkeit ist weitaus größer als die der benachbarten Gewebe. Die Wissenschaftler sind dabei folgendermaßen verfahren: Sie haben zwei Elektroden einige Zentimeter voneinander entfernt längs eines chinesischen Meridians angesetzt und dann in einem Abstand von einem Zentimeter parallel dazu zwei weitere Elektroden. Sie haben festgestellt, daß der elektrische Strom über den Meridian sehr viel schneller fließt als über die Parallellinie. Folglich ist es nahezu sicher, daß an diesen Punkten und längs der Meridiane besondere elektrische Eigenheiten auftreten.
Dies wurde der Ausgangspunkt für neue Hypothesen, die gegenwärtig auf ihre Richtigkeit überprüft werden: Besagte Wissenschaftler glauben nämlich, daß auf der Haut ein nervliches Informationszentrum besteht, das

älter ist als das zentrale Nervensystem. Wahrscheinlich entsteht es in einem embryonalen Stadium, das noch vor dem Stadium liegt, in dem sich das zentrale Nervensystem bildet. Bekanntlich nimmt der menschliche Embryo vorübergehend eine Form an, die der eines Lurchs oder eines Fisches mit Kiemen ähnelt. In diesem Stadium müßte auf der Hautoberfläche ein primitives Nervennetz entstanden sein. Dieses Nervensystem würde während des ganzen Lebens eines Individiums für die Haut – vom Wuchs bis zur Wundheilung – zuständig sein. Und auf dieses System würde die Akupunktur einwirken, und nicht allein die Akupunktur, sondern auch völlig andere Behandlungsmethoden wie etwa die Hypnose oder die Anästhesie.

Die Informationsweitergabe vollzieht sich in diesem System wie über Kabel – die Meridiane der Akupunktur – mit Kernpunkten, in denen die Informationen optimal aufgenommen werden können – die Akupunktur-Punkte – und die überdies als Energieschaltstellen und Verstärker dienen.

Es ist verblüffend, daß diese Auffassung haargenau der chinesischen entspricht: Die Punkte der Akupunktur sind Energieknoten, die an den Meridianlinien die Energie schalten und verstärken und sogar den Durchfluß dieser Energie durch die Haut zu den Organen oder zu dem tiefer liegenden Nervensystem fördern. Hier besteht eine erstaunliche Übereinstimmung mit Theorien, die 4000 Jahre alt sind. Wir werden übrigens später die gleiche Übereinstimmung bei der Einwirkung der Akupunktur auf das Rückenmark und das übrige zentrale Nervensystem wiederfinden.

Japanische Medizin:
eine Puppe zum Erlernen
der Akupunktur
in Rückenansicht.

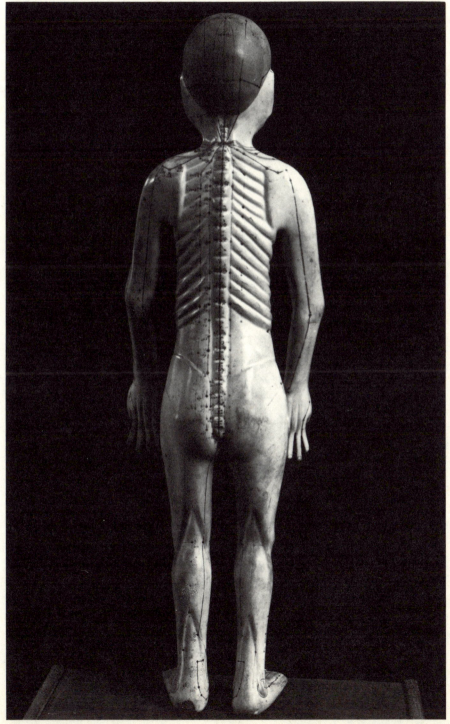
photo Roger Viollet

Die Wirkung im Rückenmark

Wie funktioniert das eigentlich?

So lautet die Frage, die sich jeder stellt, der mit Akupunktur zu tun hat. Wobei die Frage selbst schon eine Antwort ist – verneinen doch viele prinzipiell, daß Akupunktur überhaupt funktioniert. Wenn es jemals eine Heilung gegeben hat, so sagt man, dann sei sie eben durch Hypnose bzw. durch den »Geist Mao Tse-tungs« bewirkt worden. Genau das ist aber falsch: Die Kranken, die man geheilt oder deren Gesundheitszustand man gebessert hat, sie blieben, so wie die Operierten während des Eingriffs, wach – und waren nicht in einem Zustand der Hypnose! Sie antworteten spontan auf Fragen, manchmal sogar in einer anderen Sprache, die nur sie selbst und der Fragesteller im Operationssaal verstehen konnten.

Leicht wird auch vergessen, daß wissenschaftliches Denken nicht allein darin besteht, eine Tatsache für wahr zu halten, die für jedermann wirklich und wiederholbar ist; wissenschaftliches Denken beschäftigt sich ebenso mit nicht alltäglichen,

gleichsam isolierten Tatsachen, soweit sie eben wahrnehmbar sind. Was die Akupunktur betrifft, haben wir es in der Tat mit einem Gebiet der Biologie zu tun, das zu den subtilsten und schwierigsten zählt: dem Nervensystem. Tatsächlich trifft in diesem Punkt die älteste Medizin der Welt mit der modernsten wissenschaftlichen Physiologie zusammen. Kernproblem für beide ist der Schmerz.
Neue Erkenntnisse über die Natur des Schmerzes wurden auf zwei Ebenen gemacht: im Bereich des äußeren Nervensystems, der Nerven des zentralen Nervensystem, des Rückenmarks, des Gehirns und der zugehörigen nervlichen Organe.
Betrachten wir zunächst die erste Ebene.
Nach der klassischen Auffassung von der Schmerzübertragung befinden sich in der Haut und in den Organen die Enden der Nerven. Alle Nervenfasern können den Schmerz übertragen, gleichgültig um welche Reize es sich handelt, ob Kälte, Hitze oder Druck.
Sie führen zum Rückenmark, das in den Wirbelkanal eingeschlossen ist und beim Erwachsenen bis zum zweiten Lendenwirbel abwärts reicht. Von dort aus wird der Schmerz dem Gehirn übermittelt. Erst dort wird der Reiz als Schmerz identifiziert – er wird zum »Schmerz«.
Nach neuerer Erkenntnis verhält es sich dabei allerdings etwas komplizierter: Man hat festgestellt, daß es zwei Arten von Nervenfasern gibt; die einen sind klein, von begrenzter Reichweite, und sie leiten normalerweise alle Reize weiter; die anderen sind weniger zahlreich und viel größer – und sie reagieren im allgemeinen nur auf energische Reizungen. Dafür übertragen sie die Reize viel schneller. Gewiß, das vollzieht sich in Bruchteilen von Sekunden, im einen wie im anderen Fall. Dennoch ist die Geschwindigkeit von größter Bedeutung. Denn der Reiz, der durch die Erregung dieser »schnellen« Fasern übertragen wird, blockiert im Bereich des Rückenmarks

die anderen Reize, die von den dünnen Fasern weitergegeben werden.
In diesem Teil des Nervensystems gibt es also eine Art Pforte, die sich vor dem Schmerz verschließt und verhindert, daß er dem Gehirn weitergemeldet wird. Die Pforte wird – wie die Skizze zeigt – von einem Komplex von Rückenmarkzellen gebildet und wirkt wie ein Filter für Schmerzreize. Dabei handelt es sich übrigens um einen elektrischen Vorgang. Unter der Einwirkung der groben Fasern wird im Bereich der Nervenzellen ein negativ geladenes elektrisches Feld aufgebaut, das den Durchgang anderer Elektronen verhindert.
Es scheint nun, daß die gröberen und schnelleren Nervenfasern genau dort in der Haut enden, wo die wichtigsten Punkte für die Akupunktur liegen. Durch die gezielte Reizung eines dieser Punkte wird im Rückenmark die Schließung der Pforte bewirkt, die jede Weiterleitung von Schmerzreizen zum Gehirn blockiert.

So erklärt sich zum Teil, wie jene erstaunlichen chirurgischen Eingriffe möglich waren, die nur mit Hilfe der Akupunktur und ohne Betäubungsmittel erfolgreich durchgeführt werden konnten. Durch Reizung des entsprechenden Punktes vor, während und nach der Operation unterbindet man das Schmerzempfinden, und der Chirurg kann mit allen Vorteilen, die sich für ihn und den Kranken daraus ergeben, in aller Ruhe operieren.

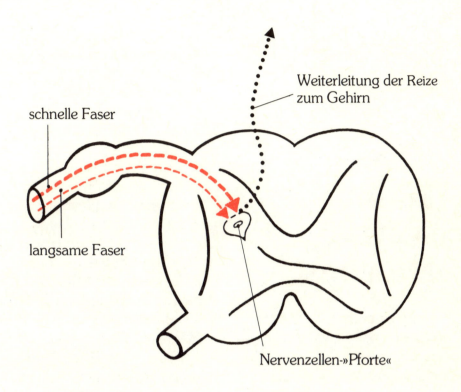
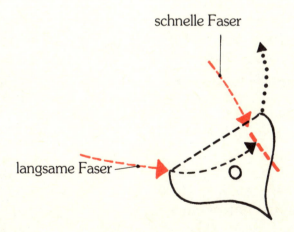

Die Wirkung im Gehirn

1. Der Aufbau des Nervengewebes

Wie unser gesamter Organismus besteht auch das Nervengewebe aus Zellen, die für die belebte Materie das sind, was das Atom oder das Molekül für die leblose Materie ist. Von diesen Zellen gibt es im Gehirn verschiedene Arten. Die einen gewährleisten die Erhaltung des Gehirns, andere die Abwehr von Fremdstoffen, wieder andere die Ernährung; aber wir wollen uns hier nur mit den echten Nervenzellen befassen, die man wissenschaftlich Neuronen nennt. Wie alle Zellen setzen sie sich aus einem Kern und einem Körper zusammen, den man als Protoplasma bezeichnet. Die Besonderheit dieser Nervenzellen besteht jedoch darin, daß sie einen oder mehrere Fortsätze besitzen: die Dendriten. Diese sich verästelnden Dendriten können sehr weit reichen. Betrachten wir zum Beispiel, was im längsten Nerven des Körpers, dem Ischiasnerv, vor sich geht: Die Protoplasmen und die Kerne befinden sich im Rückenmark, doch ihre Fortsätze können Impulse bis in die Zehenspitze vermitteln, was bedeutet, daß diese Nervenfasern mehr als einen Meter lang sind. Aber so lang sie auch sein mögen, sie müssen einmal enden, sei es in der Haut, sei es in den Organen, sei es im Kontakt mit einer anderen Nervenzelle; und diese Kontakte sind es, die die Forscher besonders interessieren.

2. Das Funktionieren des Nervensystems

Die Weiterleitung von Befehlen durch die Nerven und ihre Verlängerungen ist durchaus dem Fluß des elektrischen Stroms vergleichbar. Im Bereich des Kontakts zwischen den Nervenzellen liegen die Dinge allerdings etwas komplizierter. An den Kontaktstellen – den »Steckdosen« dieses Stromkreises – geschieht etwas, das der Befehlsausgabe beim Militär ähnelt. Die Befehle werden von der oberen Nervenzelle an die untere Nervenzelle weitergegeben – mit Hilfe eines einfachen chemischen Vorganges: Von der ersten Nervenzelle wird ein chemischer »Meldegänger« abgeschickt, der Kontakt mit den nächsten Nervenzellen aufnimmt. Allein durch die Position seines Auftretens – etwa wie ein Schiff seinen Ankerplatz einnimmt – wird er identifiziert. Nach Entgegennahme des Befehls wird der Überbringer vernichtet. Wir können uns die Zellen also wie Drüsen vorstellen, die in der Lage sind, chemische Substanzen zu produzieren und auf den Weg zu schicken. Natürlich ist die abgesonderte Substanz nicht unbedingt und überall die gleiche; sie ist je nach dem Bereich des Gehirns anders gebaut.

Bei der Untersuchung dieser Substanzen ist man auf eine Reihe unterschiedlicher Stoffe gestoßen: Adrenalin, Serotonin, Dopamin, Gamma-Aminobutyrat, die alle eine entscheidende Rolle bei Prozessen spielen, die wir »Empfinden«, »Gedächtnis« oder »Intelligenz« nennen.

3. Die natürliche Droge

Die Verbindungszone, in der diese Prozesse stattfinden, ist nicht nur durch Aktivität gekennzeichnet, sondern auch durch äußerste Empfindsamkeit, die sie auf Vergiftungen jeder Art spontan reagieren läßt. Die augenblicklich wohl aktuellsten Gifte sind die Drogen. Seit langer Zeit schon haben sich wissenschaftliche Institute mit diesen Giftstoffen und ihrer Wirkung auf das Gehirn beschäftigt. Bei Experimenten mit einem der härtesten und am meisten gefürchteten dieser Gifte, dem Opium, und dem daraus gewonnenen Morphium, hat man festgestellt, daß das Morphium direkt in die Nervenzellen eindringen kann. Dies ist möglich, weil die Nervenzellen an ihrer Oberfläche Stellen haben, die wie geschaffen sind, Stoffe wie das Morphium aufzunehmen – eben jene »Ankerstellen«, die wir oben erwähnt haben. Nun, man könnte jetzt fragen, wie die Natur das hat vorhersehen können, daß eine pflanzliche Substanz wie das Morphium, das aus Mohn gewonnen wird, mit dem Nervensystem in Berührung treten kann – und daß es die Nervenzellen zu seinem Empfang praktisch vorbereitet findet! Dies genau ist der springende Punkt: Die fremde Substanz ist für das Gehirn gar nicht fremd. Vielmehr produziert es selbst eine Substanz, die seine Zellen nicht von dem Morphium unterscheiden können, das aus dem Mohn gewonnen wird. Das Gehirn produziert also selbst Morphine. Und ihre Wirkung ist wie die des Morphiums schmerzstillend und betäubend.

4. Die Rolle der Akupunktur

Und die Akupunktur, werden Sie fragen, was hat sie damit zu tun? Es ist das Verdienst eines kanadischen Professors, entdeckt zu haben, daß die Akupunktur diese Morphine freisetzt. Er ist darauf gekommen, als er sah, wie Chinesen die Akupunktur bei einem chirurgischen Eingriff anwenden; sie reizen den betreffenden Punkt mindestens zwanzig Minuten lang, bevor sie mit der Operation beginnen. Das aber ist genau die Zeit, die erforderlich ist, um eine bestimmte chemische Substanz zu bilden: eben das Morphin. Drei Beweise konnte er dafür erbringen:

1. Das Gehirn jedes Menschen ruht in der Gehirnrückenmarksflüssigkeit. Überträgt man nun etwas von dieser Flüssigkeit, die von einem akupunktierten Menschen gewonnen wurde, auf einen anderen, so überträgt sich gleichzeitig eine beruhigende Kraft. Durch Akupunktur wird also eine chemische Substanz gebildet, die durch Spritzen übertragbar ist.

2. Der kanadische Wissenschaftler hat bei Tieren die Reaktionen der Gehirnnerven auf Schmerzen untersucht. Mit Hilfe eines Apparats, der die Schmerzempfindungen auf ein Meßblatt übertrug, konnte er beweisen, daß die Schmerzen nachlassen und sogar ganz aufhören, wenn ein bestimmter Punkt durch Akupunktur gereizt wird.

3. Schließlich wendete er ein Produkt an, das die Wirkung des Morphins und anderer einschläfernder Mittel im Gehirn blockiert, das Naloxon, das sich wahrscheinlich an der entsprechenden Stelle in der Nervenzelle festsetzt und die Morphine an ihrer Entfaltung hindert. Genauso verhielt es sich, wenn unter Einwirkung von Naloxon akupunktiert wurde. Die Akupunktur hatte keine Einwirkungen

mehr auf den Schmerz. Damit ist praktisch bewiesen, daß beide Wirkungsformen, die der Morphine und die der Akupunktur, identisch sind.

Durch diese Experimente hat die Akupunktur vor allem gelernt, daß eine effektive Behandlung eine ziemlich lange Reizung voraussetzt, die von zwanzig Minuten bis zu einer Stunde dauern kann, und daß unabhängig von der Art der Reizung – Punktur, Elektrizität oder einfache Massage durch Fingerdruck – das gleiche Ergebnis bei der Schmerzbekämpfung erzielt wird.

Chinesische Medizin:
Akupunkturschema

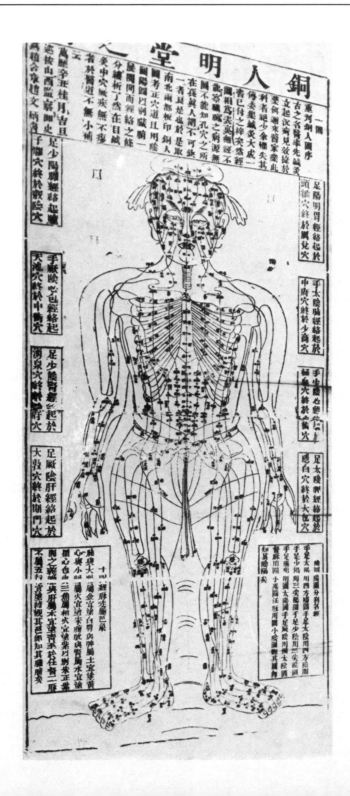

Praktische Hinweise

Das Entscheidende sind immer die Punkte: Durch sie können wir sowohl die einzelnen inneren Organe, als auch ganze Körperbereiche oder Körperteile beeinflußen. Dies wird erreicht, indem wir entweder eine Nadel in diese Punkte stecken oder sie ganz einfach mit den Fingern massieren. Zunächst gilt es, die Punkte sorgfältig einzugrenzen. Man muß dazu wissen, daß sie möglicherweise nur einen winzigen Raum, ungefähr einen halben Quadratmillimeter bedecken. Sobald ein Punkt gefunden ist, kann man ihn übrigens kaum mehr verlieren. Er zeigt nämlich gegenüber seiner Umgebung eine größere Empfindlichkeit, ja sogar Schmerzempfindlichkeit. Der nächste Schritt ist, daß wir diesen Punkt reizen müssen. Der Akupunkteur tut dies, indem er eine Nadel ansetzt. Eine Massage mit dem Finger hat allerdings die gleiche Wirkung:

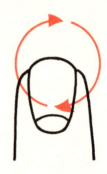

Sie setzen die Spitze Ihres Fingers – Sie können dazu den Daumen, den Zeige- oder auch den Mittelfinger nehmen – auf den gewählten Punkt, drücken fest darauf und beginnen den Finger in leichte Schwingungen zu versetzen. Wichtig ist, daß die Massage in einer Art Kreisbewegung im Uhrzeigersinn ausgeführt wird. Man kann den Finger auch durch spitze Metallgegenstände ersetzen, die Spitze eines Federhalters zum Beispiel.

Hinweise 35

Neuerdings gibt es dafür sogar eine Art Fingerhut, den man aufstecken kann und dessen Spitze ganz genau den Punkt abdeckt.

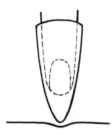

Eine andere Möglichkeit ist, den Punkt auf verschiedene Weise und mit Hilfe geeigneter Geräte zu erwärmen. Das Einfachste bleibt natürlich die Massage.
Die Massage sollte bis zum Eintreten der Schmerzlinderung fortgesetzt werden – das kann schon nach sehr kurzer Zeit eintreten, manchmal dauert es länger. Gewöhnlich genügen einige Minuten. Auch die Dauer der Linderung ist variabel: Sie kann nur eine kurze Zeit anhalten, aber auch über mehrere Stunden und Tage wirksam bleiben. Der Punkt wird seine Effektivität nie verlieren und kann immer mit dem gleichen Resultat stimuliert werden.

Beginnen wir also unsere Übungen, indem wir uns einige der wichtigsten Krankheiten vor Augen führen und uns die Punkte einprägen, mit denen wir sie lindern können. Vielleicht bald schon wird sich dann der Titel unseres Buches in Ihrer eigenen Familie bewahrheiten: <u>Ein Fingerdruck – und Sie sind Ihre Schmerzen los.</u>

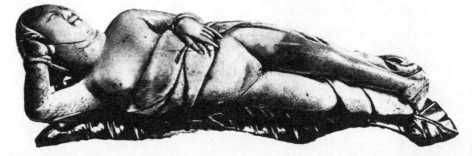

Weibliche Figur aus Altchina, die auf die kranke Stelle am Körper deutet. Die Frauen schickten solche Figuren zu ihren Ärzten.

Die Krankheiten

(in alphabetischer Reihenfolge)

Sie haben anale Schmerzen

Denkt man an anale Schmerzen, meint man fast immer Hämorrhoiden. Tatsächlich ist diese harmlose, aber unangenehme Krankheit das häufigste Leiden, das in diesem Bereich des Körpers auftritt. Aber man kann auch aus anderen Gründen Schmerzen am After haben. Sie rühren von Analschrunden her, Ausschlägen oder Abszessen. Die Zahl der Menschen, die ein anales Leiden haben, ist beträchtlich hoch. Wenige Stellen rufen so viel Unbehagen hervor, Unbehagen nicht nur wegen des ständigen Schmerzes, sondern auch wegen vielerlei Unannehmlichkeiten, die damit einhergehen.

Um auf die häufigste Ursache zurückzukommen, die Hämorrhoiden, so handelt es sich dabei um krampfaderähnliche Erweiterungen des Venengeflechts am unteren Mastdarm. Oft ist Verstopfung die Ursache. Zu seltener, zu trockener oder zu schwerer Stuhlgang zerreißt oder staut dieses Venengeflecht und führt zu Schwellungen oder Gerinnseln der kleinen Blutkörperchen in ihrem Inneren. Weiten sich diese Venen, so verhängen und verschließen sie den After und erschweren damit den Stuhlgang noch mehr. So entsteht ein Teufelskreis: denn der dabei auftretende Schmerz löst eine Verkrampfung der Aftermuskeln aus.

Es ist deshalb wichtig, diesen Teufelskreis so schnell wie möglich zu durchbrechen – und dabei kann ein Punkt der Akupunktur ganz besonders helfen.

Anale Schmerzen

Dieser Punkt liegt hinten auf der Wade, ungefähr auf halber Höhe des Unterschenkels genau in der Mitte der beiden Muskelerhebungen, die man »Zwillinge« nennt.

Dieser Punkt hat noch andere Wirkungsbereiche, aber er ist besonders effektiv bei analen Schmerzen. Er sollte beidseitig und tiefgreifend massiert werden, am besten mit beiden Daumen.

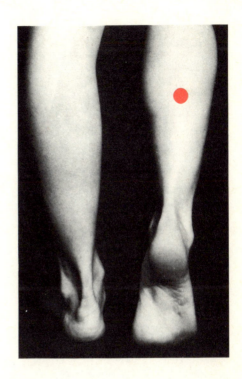

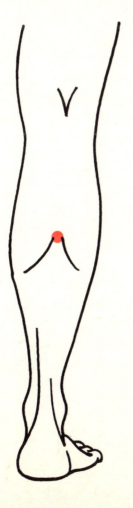

Sie haben Atembeschwerden

Wissenschaftlich ausgedrückt heißt das Dyspnoe: erschwerte Atmung, Kurzatmigkeit, Atemnot; diese Symptome müssen sehr ernst genommen werden. Das Herz, die Lunge oder das Nervensystem können ursächlich erkrankt sein. Wenn man unter Atemnot leidet, deren Grund nicht in einer offensichtlichen Anstrengung liegt, sollte man einen Arzt aufsuchen, wenn möglich einen Facharzt für Lungen- oder Herzleiden.

Es kann sich aber auch nur um eine vorübergehende Atembehinderung handeln, die während einer Grippe oder Bronchitis auftritt. Eine andere Krankheit, für die Atembeschwerden charakteristisch sind, ist das Asthma. Wir alle kennen das Erscheinungsbild...
In allen Fällen bedeuten die Atembeschwerden beim Asthmatiker Stunden und Tage des Leidens.
Dabei gibt es eine Vielzahl von Medikamenten, die dem Asthmatiker Erleichterung verschaffen: Tropfen, Zäpfchen, Tabletten, das gefährliche Kortison und Arzneimittel in Form von Aerosolen und Sprays.
All diese Medikamente haben auch ihre Nachteile. Erstens müssen sie zur Hand sein, und zweitens zeigen sie ohne Ausnahme Nebenerscheinungen.
Die Reizung des kleinen Punktes, der dem unter Atemnot Leidenden schnell Linderung verschaffen kann, ist ohne Nebenerscheinungen.

Atembeschwerden 41

Dieser Punkt befindet sich auf beiden Seiten des Rückens. Er liegt, wie übrigens eine ganze Reihe anderer Punkte, rechts und links von der Wirbelsäule, zwei Fingerbreit von ihr entfernt, auf der Höhe des dritten Rückenwirbel-Dornfortsatzes.

Wie kann man diesen Wirbel lokalisieren? Nun, das ist ganz einfach: Der Patient setzt sich auf einen Stuhl und beugt den Kopf nach vorne; am Ende des Nackens erscheint ein Vorsprung: das ist die Erhebung des letzten Halswirbels; man zählt dann nach unten drei aufeinanderfolgende Höcker ab und ist auf der Höhe des dritten Rückenwirbels.
Der Punkt liegt, wie erwähnt, zwei Fingerbreit rechts und links von diesem Fortsatz. (Vgl. Kap. »Ausschlag«.)
Diesen Punkt muß man lange und kräftig massieren. Am besten läßt sich der Patient von einem Familienangehörigen helfen.

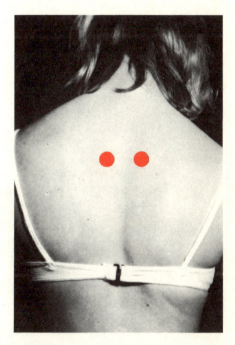

Die Punkte müssen so lange behandelt werden, bis die Atemnot allmählich nachläßt und schließlich ganz verschwindet.

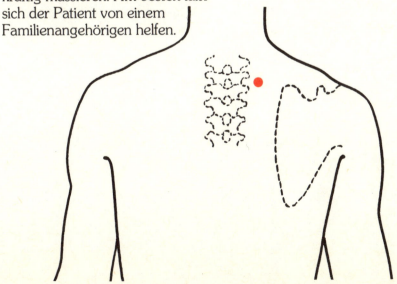

Ihre Augen tun Ihnen weh

Es gibt viele Ursachen, die zu Schmerzen an den Augen führen: ein Stoß, ein Staubkorn im Auge, eine Infektion wie die Bindehautentzündung... Dann gibt es die ernst zu nehmenden Krankheiten: die Regenbogenhautentzündung oder den grünen Star, die Gefahr für das Augenlicht bedeuten. Aus diesem Grund sollte man bei einem schmerzenden Auge stets äußerst vorsichtig sein und umgehend den behandelnden Arzt oder Augenarzt aufsuchen. Vorläufig aber leidet man und sieht nichts mehr, weil sich das andere Auge reflexmäßig ebenfalls schließt. Es gibt einen Punkt, der da schnell helfen kann.

Augenschmerzen

Dieser Punkt liegt genau am Auge, aber am gesunden Auge: Es ist ein Punkt, der über Kreuz wirkt. Er befindet sich direkt im Innenwinkel jedes Auges. Man muß den linken Punkt stark massieren, um das rechte Auge zu behandeln und umgekehrt. Wenn beide Augen entzündet sind, sollte man beide Punkte gleichzeitig reizen.

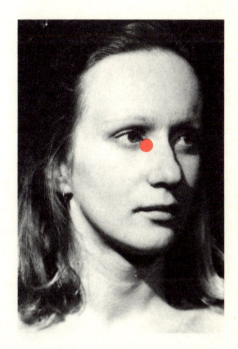

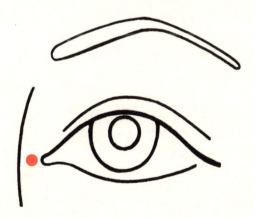

Sie haben einen Ausschlag

Es gibt die verschiedensten Arten von Ausschlägen. Zunächst einmal diejenigen, die Infektionskrankheiten wie die Masern begleiten. Solche Ausschläge können einem ziemlich einheizen, können brennen, aber sie jucken eigentlich nicht.
Wir wollen uns mehr mit den Ausschlägen beschäftigen, die wirklich jucken. Sie sind meist auf zweierlei Ursachen zurückzuführen: Die einen sind durch die körperliche Konstitution bedingt, treten schon in der Kindheit auf und begleiten ihren unglücklichen Träger oft sein ganzes Leben lang. Sie verlangen beständige Pflege mit allen möglichen Medikamenten. Meistens jedoch hängen die Ausschläge mit einem vorübergehenden Leiden wie einer Allergie zusammen. Die Allergie ist eine zum Teil noch ungeklärte Erscheinung: Die Berührung einer für die meisten Menschen unschädlichen Substanz ruft auf der Haut des Betreffenden einen Ausschlag hervor.
Von diesen Ausschlägen gibt es die verschiedensten Variationen, von denen das Ekzem mit seinen schorfigen oder Feuchtigkeit absondernden Flechten und der Nesselausschlag mit seinen juckenden roten Flecken, die bei Druck verschwinden, die bekanntesten sein dürften.
Die Behandlung der Allergie ist im allgemeinen sehr kompliziert; um so willkommener dürfte deshalb die Hilfe sein, die der Fingerdruck in diesem Fall anbieten kann.

Ausschlag 45

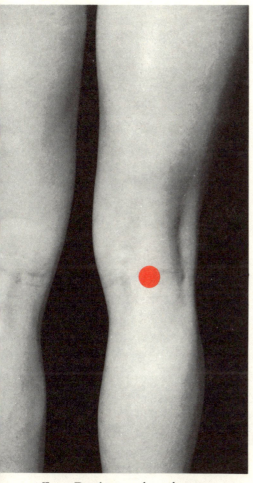
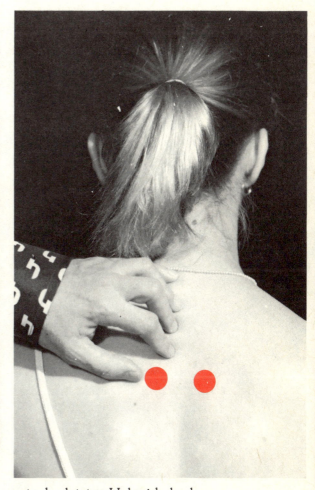

Zwei Punkte sind zu diesem Zweck besonders wichtig: Der erste liegt in der Kniekehle, genau in der Mitte der unteren Beugefalte des Gelenks; der zweite befindet sich zu beiden Seiten der Wirbelsäule in der Höhe des dritten Rückenwirbels. Um ihn zu ermitteln, läßt man den Patienten Platz nehmen und den Kopf nach vorne beugen. Am Ende des Nackens sieht man den Dornfortsatz des letzten Halswirbels als dicken knochigen Vorsprung. Man zählt die folgenden drei Wirbel nach unten und ist auf der Höhe des dritten Rückenwirbels; der Punkt liegt nun zu beiden Seiten des Dorns zwei Fingerbreit von der Mittellinie entfernt.
Beide Punkte sollten durch starken Druck oder kräftige Massage stimuliert werden.

Sie haben Bauchschmerzen

Diese umgangssprachliche Bezeichnung deckt in Wirklichkeit sehr verschiedene Sachverhalte ab, die die unterschiedlichsten Ursachen haben können: Darmbeschwerden, vom Grimmdarm bis zum Dickdarm, die meist mit einer Infektion, mit Krämpfen oder Blähungen und Druckgefühl verbunden sind; Leberbeschwerden als Folge von Gallenstörungen oder eines Gallensteins; Nierenerkrankungen im Anschluß an Erkrankungen der Harnwege, bei denen es sich nicht selten auch um einen Stein handelt.

In diesen Fällen, besonders im letztgenannten, können die Schmerzen sehr stark sein. Auf die Dauer sind sie kaum zu ertragen, und es ist in zweierlei Hinsicht gut, dem mittels Fingerdruck abzuhelfen. Einerseits, um nicht länger zu leiden, andererseits, weil sich Ursache und Wirkung in diesen Fällen vermischen und Koliken die davon betroffenen Organe selbst in Mitleidenschaft ziehen. Deshalb ist es nötig, den Teufelskreis von Krankheit und Schmerz zu durchbrechen.

Bauchschmerzen 47

Der hilfreiche Punkt befindet sich unterhalb des Knies: etwas seitlich von ihm, am hinteren Rand des Schienbeins. Wenn man mit dem Finger von unten nach oben an diesem Rand entlangfährt, spürt man einen Winkel, wo der Knochenrand plötzlich zurückweicht. In diesem Winkel liegt der Punkt.

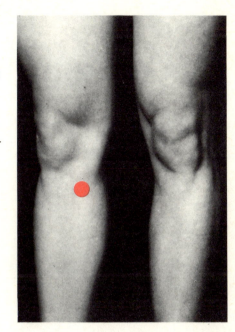

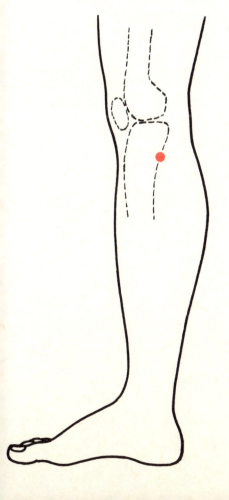

Sie haben müde Beine

Nachdem wir die ganze Woche am Schreibtisch oder im Auto gesessen haben, machen wir alle gern einen Sonntagsausflug oder eine Wanderung.
Das Ergebnis läßt nicht lange auf sich warten: Wir sind wie gerädert, zerschlagen, spüren unsere Beine nicht mehr oder allzusehr...

Müde Beine 49

Ein Punkt wird unserer Müdigkeit bald abhelfen. Er liegt außen am Bein, auf halber Höhe zwischen dem Fußknöchel und dem Knie, genau hinter dem langen schmalen Knochen des Wadenbeins.

Massieren Sie diesen Punkt nicht zu intensiv, aber dafür lange, und Sie werden sehen, daß die Müdigkeit bald aus den Füßen weicht.

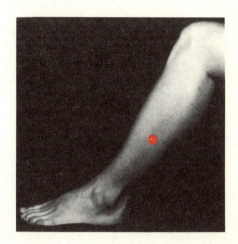

Übrigens nennen die Chinesen ihn Punkt der Kulis, also jener unermüdlichen Männer, die den ganzen Tag Personen und Lasten in den Rikschas befördern, die sie selbst ziehen.
Während des Krieges haben japanische Soldaten, die im Dschungel enorme Strecken zu Fuß oder mit dem Fahrrad zurücklegen mußten, diesen Punkt nach jeweils zwanzig Kilometern mit einer glühenden Zigarette berührt und sind dann, wie es heißt, fröhlich weitermarschiert.

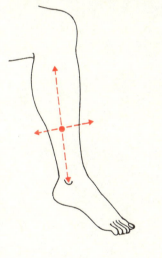

Sie haben Beinkrämpfe

Sind Sie schon einmal nachts von einem schmerzhaften Krampf in den Beinmuskeln geweckt worden?
Es gibt zwei unterschiedliche Ursachen für die Krämpfe: Die einen hängen mit den Blutgefäßen zusammen, die anderen mit den Muskeln selbst.
Unter den gefäßbedingten Krämpfen sind die meisten auf Krampfadern zurückzuführen oder auf Venenentzündungen, die besonders bei Frauen häufig sind.
Muskelkrämpfe können nach schweren körperlichen Anstrengungen auftreten, nach einem Langlauf oder einer Radtour zum Beispiel.
Ein Punkt hilft, diese Krämpfe schnell zu lösen.

Beinkrämpfe 51

Dieser Punkt befindet sich in der Mitte der beiden Waden, dort wo sich die Senkrechte – von Kniekehle zum Hackenvorsprung – und die Waagerechte – von Außenseite zu Außenseite – schneiden.

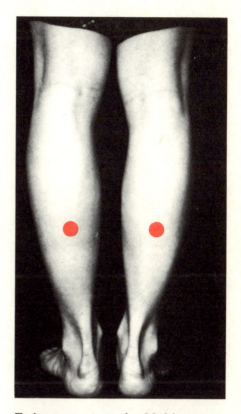

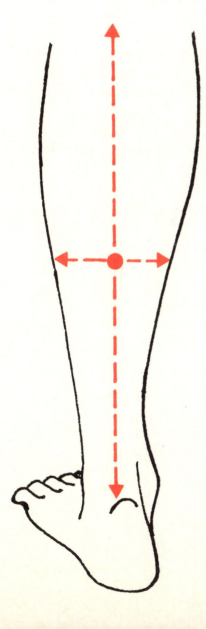

Er liegt genau in der Höhlung zwischen den Zwillingsmuskeln, die sich sehr leicht von selbst verkrampfen.
Da es ein tiefliegender Punkt ist, kommt man zu den besten Ergebnissen, wenn man ihn sehr stark massiert.

Der Brustkorb tut Ihnen weh

Haben Sie einen Schlag vor die Brust erhalten, oder begannen die Schmerzen von selbst? In diesem Fall sollten Sie vorsichtig sein: Vielleicht sind Herz oder Lunge erkrankt. Schmerzen an der Seite des Herzens können auf Infarkt hindeuten oder auf eine Angina pectoris; sie können von einer Embolie herrühren, die das Herz angegriffen hat. Im Bereich der Atemwege kann eine Rippenfellentzündung entstanden sein. Nur ein Arzt wird Ihnen sagen können, was Ihnen fehlt, wenn er Sie gründlich untersucht.
Nehmen wir an, Sie haben »nur« einen Schlag erhalten, was eigentlich ein ganz banaler Grund zu sein scheint und dennoch starke Schmerzen bereiten kann. Auch in diesem Punkt hat die Akupunktur einen Punkt anzubieten, der schnell Linderung schafft.

Brustkorbschmerzen

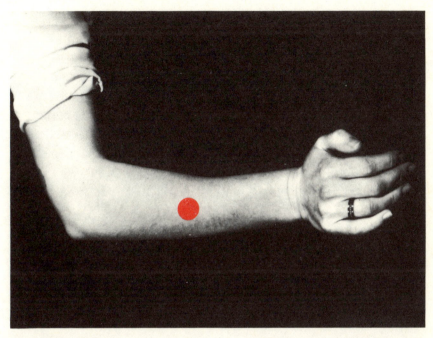

Der Punkt liegt mitten auf der Oberseite des Unterarms, genau auf halber Strecke zwischen Außen- und Innenrand und zwischen Ellbogen und Handgelenk.

Massieren Sie ihn kräftig. Denken Sie daran, daß die chinesischen Chirurgen allein durch Behandlung dieses Punktes ganze Lungenoperationen ohne Betäubungsmittel vornehmen.

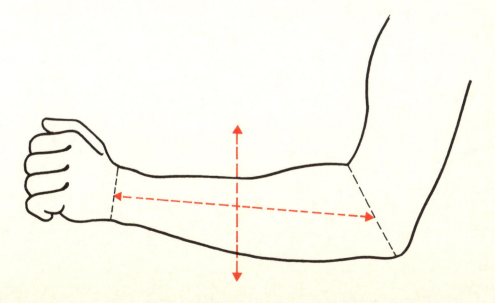

Sie haben Schmerzen an der Brust

Es muß nicht unbedingt gefährlich sein, wenn einer Frau die Brust weh tut. Die Brüste werden von der Menstruation in Mitleidenschaft gezogen, was recht schmerzhaft sein kann; auch das Einschießen der Milch bei der Wöchnerin ist nicht gerade ein angenehmes Gefühl.

Gewiß sollte man, wenn an den Brüsten etwas Ungewohntes auftritt, vorsichtig sein und seinen Arzt oder Gynäkologen aufsuchen; denn es gibt vielerlei Erkrankungen der weiblichen Brust – Entzündung der Brustdrüsen bis hin zum Krebs –, die ärztliche Behandlung erfordern.

Es kann aber nicht schaden, die Schmerzen ohne jedes Betäubungsmittel durch die Behandlung einiger Punkte zu lindern.

Brustschmerzen

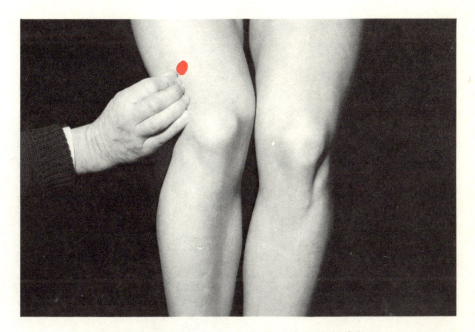

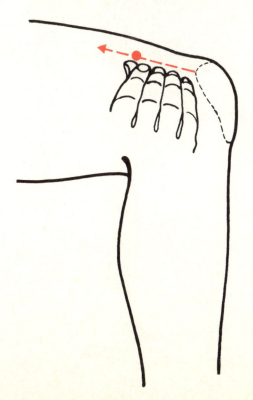

Es handelt sich dabei um zwei Punkte: Der erste liegt vorne am Oberschenkel. Um ihn leicht zu finden, muß man seine Hand oberhalb des Knies so anlegen, daß der kleine Finger die äußere obere Ecke der Kniescheibe berührt; hält man die Finger geschlossen nebeneinander, dann weist der Daumen auf den betreffenden Punkt.

Brustschmerzen

Der zweite Punkt befindet sich auf dem Arm: Man winkelt den Unterarm um 90° an. Dabei zeichnet sich die vordere Beugefalte deutlich ab, und drei Fingerbreit unterhalb davon trifft man auf den zweiten Punkt.

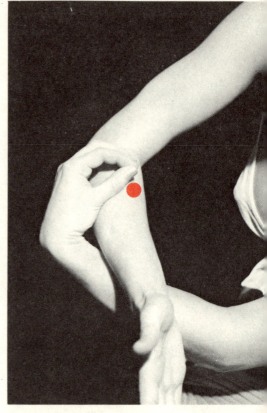

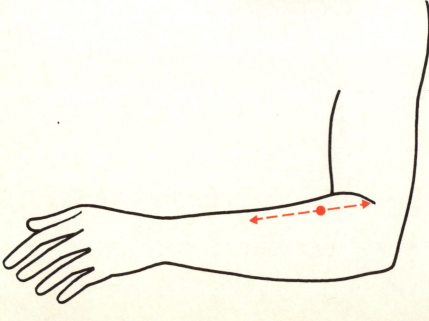

Sie haben Depressionen

Depressionen... wie oft hören wir heutzutage dieses Wort! Plötzlich, in wenigen Tagen oder Wochen, verliert ein Mensch jegliches Interesse an dem, was sein Leben bislang ausgemacht hat: Die Arbeit langweilt ihn, die Familie ermüdet ihn, seine Hobbys erscheinen ihm ohne Reiz. Dann folgt ein ganzer Rattenschwanz von körperlichen Leiden: das Gefühl zu ersticken, einen Kloß in der Kehle zu haben, Kälteschauer wechseln mit Schweißausbrüchen. Und da es sich im allgemeinen um einen gewissenhaften Menschen handelt, bringt ihn sein Zustand der Unfähigkeit an den Rand der Verzweiflung; er lehnt sich dagegen auf, und er revoltiert gleichzeitig gegen seine Umwelt. Eben dieser Wechsel von Phasen der Aufwallung und der Verzweiflung kennzeichnet die Depression. Allmählich stellen sich Ermüdungserscheinungen schon bei der geringsten körperlichen oder geistigen Anstrengung ein. Er ist unfähig, nur einen Schritt zu tun, geschweige denn, das Haus zu verlassen, eine Arbeit zu tun. Das familiäre, gesellschaftliche und berufliche Leben verändert sich.

Natürlich ist die Versuchung groß, chemische Produkte einzunehmen, Beruhigungsmittel oder Aufputschmittel. Doch bei regelmäßiger Einnahme verlieren sie bald ihre Wirkungskraft: Man erhöht die Dosis, fügt ein anderes Mittel hinzu – die Reflexe stumpfen ab, das Denkvermögen läßt nach, und man zieht sich mehr und mehr aus einer Welt zurück, die einem nur Feindseligkeit entgegenzubringen scheint.

Man wird verstehen, daß bei einem so vielschichtigen Leiden, das den ganzen Menschen befällt, nicht ein einzelner Punkt zuständig sein kann, sondern eine ganze Reihe von Zonen, die dazu beitragen, eine Erleichterung zu verschaffen.

Depressionen

Wie kann man diese Zonen nutzen?

Strecken Sie sich bequem aus, und massieren Sie zunächst die Beugefalten unterhalb des Handgelenks, die der inneren Handfläche am nächsten liegen; nehmen Sie dazu den Daumen der anderen Hand, und reiben Sie horizontal hin und her; und dann massieren Sie sich die Magenhöhle – den Bereich zwischen dem Nabel und dem Rippenansatz – und bleiben dabei immer auf der Mittelachse.

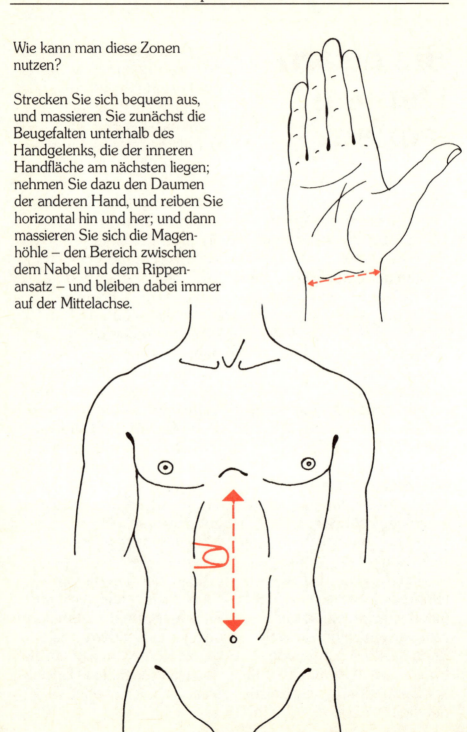

Depressionen

Zum Abschluß der Behandlung ertasten Sie den Punkt auf der höchsten Erhebung des Schädels; Sie finden ihn auf der Linie, die die beiden obersten Stellen der Ohrmuscheln verbinden. Massieren Sie ihn kräftig mit kleinen Kreisbewegungen.

Dies alles wiederholen Sie mehrmals. Und nach einer Reihe von Behandlungen werden Sie ein Gefühl der Erleichterung verspüren, das Sie angenehm durchdringt und Ihnen hilft, die Depressionen zu überwinden.

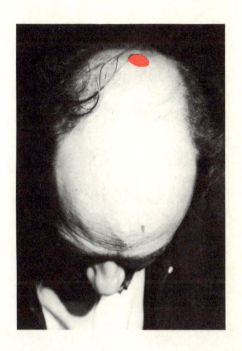

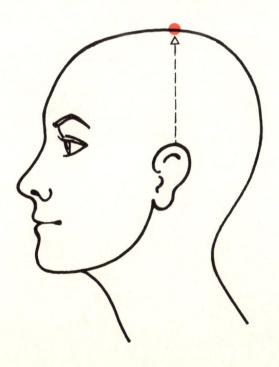

Behandlung der Abhängigkeit von Drogen, Alkohol und Tabak

Schon in uralten Zeiten sind die Chinesen mit dem Drogenproblem konfrontiert worden, das vor allem ein Problem der Abhängigkeit und Sucht ist. Es darf deshalb nicht überraschen, wenn sie bereits sehr früh einen aktiven Punkt für die Suchtbehandlung der Abhängigen von Rauschgift und anderen Mitteln entdeckt haben; dieser Punkt zeitigte auch im Abendland erfolgreiche Resultate. Man hat nämlich festgestellt, daß dieser Punkt sich auch hervorragend zur Entwöhnung von anderen Giften eignet – Alkohol und Tabak.

Zur erfolgreichen Behandlung sollte man aber noch zwei andere Punkte hinzunehmen, die seine Wirkung variieren.

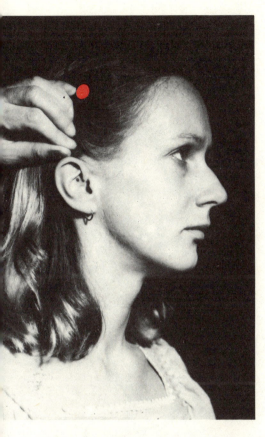 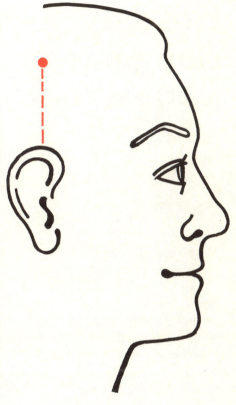

Der wichtigste Punkt ist aber der Drogenpunkt. Dieser Punkt liegt seitlich am Schädel. Man findet ihn drei Fingerbreit über dem oberen Rand des Ohrs. Dieser Punkt ist bei harten wie leichten Drogenfällen zu behandeln, sei es Abhängigkeit von Haschisch, LSD, Heroin oder anderen Drogen.

Drogen/Alkohol

Bei Abhängigkeit von Alkohol und bei Trunkenheit...

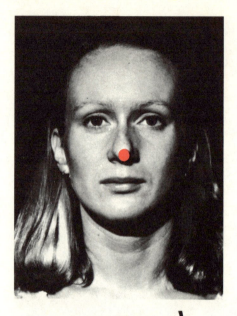

...müssen Sie vor allem den Drogenpunkt stimulieren.

Sollten Sie direkt unter Alkoholeinfluß stehen – also betrunken sein –, können Sie einen weiteren Punkt massieren: Er liegt genau auf der Nasenspitze und heißt im Chinesischen Pi-Tschun.
Seine Behandlung führt rasch zur Ernüchterung.
Aber Vorsicht! Wenn er stimuliert wird, kann er Erbrechen auslösen.

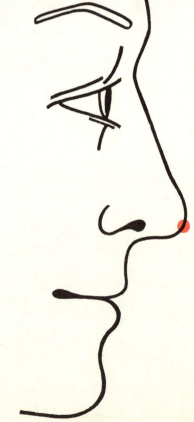

Bei Abhängigkeit von Tabak...

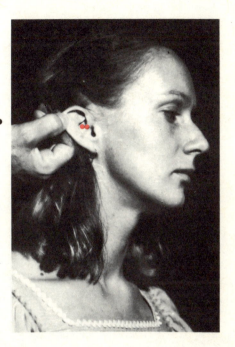

...sollte ebenfalls der Drogenpunkt stimuliert werden.

Darüber hinaus können Sie zwei weitere Punkte behandeln: Der erste befindet sich sozusagen auf der Wurzel des Ohrs, einer kleinen vorspringenden Stelle am Anfang des gewölbten Ohrrandes.

Der zweite Punkt liegt gleich dahinter, in der Mitte des Lochs, das die Wölbung dort bildet. Diese Punkte liegen ziemlich nahe beieinander und sind auf Anhieb nicht so leicht zu finden.
Bei der Selbstbehandlung sollte das allerdings keine Probleme verursachen. Es genügt, diese Punkte mehrmals täglich zu massieren, und das wird helfen, die schwierige Entwöhnung vom Rauchen zu erleichtern.

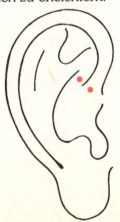

Übrigens hängen diese Punkte mit einer interessanten Erweiterung der klassischen Akupunktur zusammen: Französische und chinesische Wissenschaftler haben den Bereich der Ohrmuschel, der in der traditionellen Akupunktur unbeachtet geblieben ist, erforscht. Aus diesen Studien ist eine ganz neue Forschungsrichtung, die Aurikulotherapie, hervorgegangen.

Sie haben Durchfall

So unangenehm für den Betroffenen der Durchfall ist, so gefährlich können die Ursachen und so schwer die Folgen sein. Der Körper verliert eine große Menge an Flüssigkeit und Mineralien, wodurch der Organismus zunehmend geschwächt wird. An Ursachen kommen, im schweren Fall, Vergiftungen und Infektionen in Frage, Infektionen zum Beispiel mit Amöben (Ruhr) oder der Cholera, einer Krankheit, die lange verschwunden war und seit einiger Zeit wiederaufgetaucht ist.

Im leichteren Fall kann es an der schlechten Verdauung liegen oder einer leichten, vorübergehenden Infektion. Der leichtere Fall ist glücklicherweise der bei weitem häufigere.
Dennoch – der Punkt, der für den Durchfall zuständig ist, wurde ursprünglich zur Behandlung der Cholera verwendet – und dies mit großem Erfolg. Wie chinesische Statistiken zeigen, wurden allein durch diesen Punkt – mehrmals täglich behandelt und möglichst gleich nach der Infektion – ohne jedes zusätzliche Behandlungsmittel echte Cholerafälle geheilt.
Was der Punkt bei Cholera leistet, wird er erst recht bei dem in unseren Breiten auftretenden Durchfall leisten können: Auch beim harmlosen Durchfall Ihres Kindes können Sie getrost auf diesen Punkt zurückgreifen.

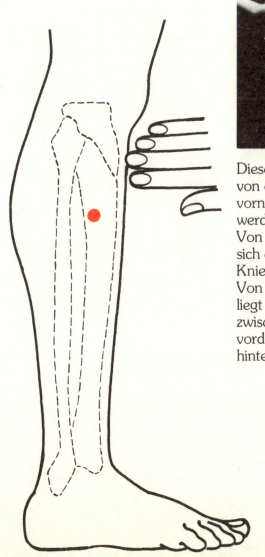
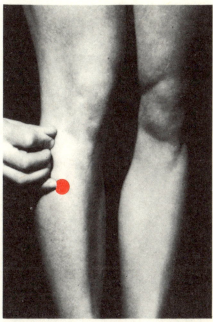

Dieser Punkt muß sehr vorsichtig von oben nach unten und von vorne nach hinten ertastet werden.
Von oben gesehen befindet er sich eine Handbreit unterhalb der Kniescheibe.
Von vorne nach hinten ertastet, liegt er auf halber Strecke zwischen den Kammlinien des vorderen Schienbeins und des hinteren Wadenbeins.

Sie haben Schmerzen am Ellbogen

Der Ellbogen springt deutlich vor. Wen wundert es also, daß man sich häufig an ihm stößt. Zudem ist das zugehörige Gelenk sehr strapaziert, zum Beispiel bei bestimmten Sportarten wie Tennis oder Golf.
Was ist die Ursache für Schmerzen am Ellbogen? Es kann bei einem Schlag ins Leere oder bei einem verpaßten Konterschlag beim Tennis passieren: Der Unterarm holt zu weit aus und wird in der vollen Bewegung schmerzhaft abgeblockt.
Die Schmerzen können irgendwo im Ellbogen auftreten und setzen sich merkwürdigerweise meistens an der Stelle der Knochenspitze fest, die das obere Knochenende bildet.

Ellbogenschmerzen 67

Dieser kleine Knochen trägt den Namen <u>Olecranon</u>, und an diesem Fortsatz setzt ein ganzer Komplex von Muskeln und Sehnen an, so daß er leicht entzündlich gereizt werden kann.

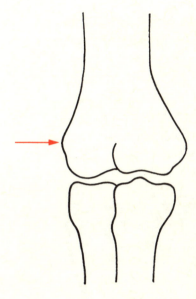

Ellbogenschmerzen

Ein Punkt kann in diesem Fall – noch während des Tennisturniers oder der Golfpartie – helfen. Durch stete Behandlung kann auch der Übergang zu einem chronischen Leiden verhindert werden.

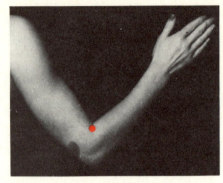

Dieser Punkt ist sehr leicht zu finden: Er liegt außen an der Armbeuge, wenn der Arm um 90° angewinkelt ist.

Zur Stimulierung dieses Punktes können körperliche Bewegungen während oder nach der Massage hinzutreten. Dazu bedarf es übrigens keiner komplizierten Instrumente. Man kann zu Hause alle möglichen Geräte finden, die das Ellbogengelenk arbeiten lassen: ein einfacher Schlüssel, ein Schloß oder Riegel, ein Schraubenzieher reichen aus.

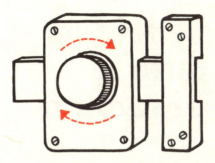

Machen Sie viele kleine Drehbewegungen, und massieren Sie dabei möglichst kräftig Ihren Punkt. Damit verkürzen Sie Ihr Leiden und Ihre Behinderung.

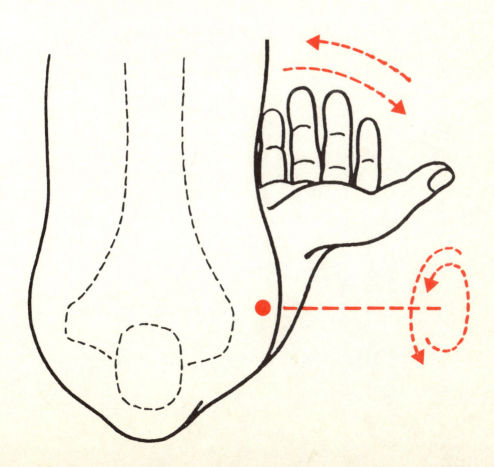

Sie leiden unter Erbrechen

Gegen Erbrechen ist nichts einzuwenden, solange es sich um die Befreiung von giftigen Stoffen oder verdorbenen Lebensmitteln handelt. Doch abgesehen von seinen unangenehmen Erscheinungsformen kann das Erbrechen in bestimmten Fällen wirklich gesundheitsschädigend wirken und sogar das Leben des Patienten durch den Verlust an Flüssigkeit, Salzen und Mineralstoffen gefährden; und selbst wenn es nicht so schlimm ist und wir nur einem ausgedehnten Essen oder Trinken Tribut zollen, ist es doch gut, rechtzeitig durch Akupunktur Abhilfe schaffen zu können.

Erbrechen

Unser Punkt liegt nicht weit von dem Organ, das zu behandeln ist, nämlich auf der Bauchwand: auf halber Höhe zwischen dem Nabel und der Spitze des Brustbeins, das die Brust vorne abschließt.

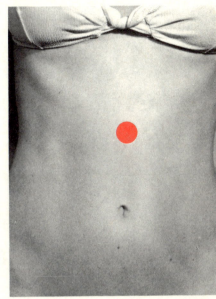

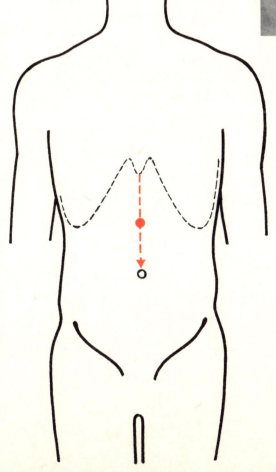

Sie haben Schmerzen in den Fingern

Finger sind ungeschützt und deshalb vielerlei Arten von Druck und Stoß, von Infektionen und Entzündungen ausgesetzt.
Jedermann kennt außerdem die schmerzhaften Verformungen, die den Daumen erfassen können oder alle Finger wie im Fall einer Arthritis: Wer an einer solchen Verformung der Finger leidet, weiß, welche Schmerzen damit verbunden sein können.

Eine Reihe von Punkten kann helfen, diese Schmerzen zu lindern.

Fingerschmerzen

Diese Punkte liegen alle auf dem Rücken der Finger, und zwar in der Falte, die von dem Gelenk zwischen dem ersten und zweiten Fingerglied gebildet wird. Wir massieren den Punkt, der auf dem erkrankten Finger liegt.

Und wenn alle Finger betroffen sind?
In diesem Fall lehrt uns die chinesische Überlieferung eine genaue Reihenfolge: erst der Ringfinger, dann der Daumen, dann der Mittelfinger, der Zeigefinger und schließlich der kleine Finger.

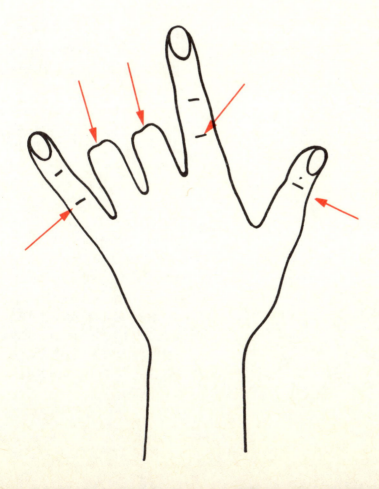

Sie haben Schmerzen am Fuß oder an den Zehen

Was kein Wunder ist: Jahraus, jahrein werden sie in Schuhe gesperrt, die meistens zu eng sind, schlecht angemessene Schuhe, die nicht nach den Geboten der Gesundheit, sondern denen der Mode gearbeitet sind. Vor allem bei Damenschuhen kennen wir dies Problem: nach den Stöckelabsätzen müssen es überdicke Sohlen sein usw. usw.

Das Ergebnis von alledem tritt zehn Jahre später zutage: Der Fuß verformt sich, der große und der kleine Zeh schieben sich über die anderen, die Fußsohle hebt oder senkt sich. Schwielen, Hühneraugen, Ballen entstehen. Kurz gesagt: Das Laufen wird zu einer Qual. Die Chinesen sind mit diesem Problem schon sehr früh konfrontiert worden. Ihre Unsitte, den Mädchen die Füße einzuschnüren, und zwar ohne Rücksicht auf die Schmerzen, ist bekannt. Ihre Therapie für diese Schmerzen ist seit ewigen Zeiten die Behandlung eines Punktes.

Fuß-/Zehenschmerzen

Dieser Punkt liegt auf dem Fußrücken, genau an der Wurzel des zweiten Zehs. Um sich von den Fußschmerzen zu befreien, sollte man ihn kräftig massieren.

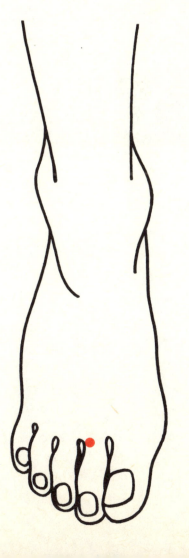
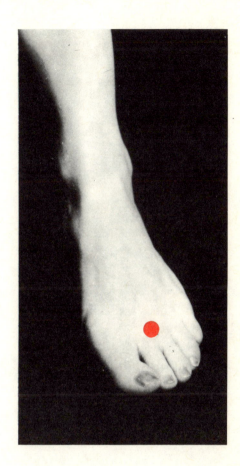

Sie haben sich den Fußknöchel verstaucht...

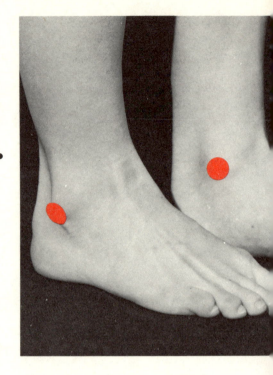

...infolge einer falschen Bewegung zum Beispiel: Sie haben eine Treppenstufe verfehlt oder sind an der Bordsteinkante umgeknickt. Vorsicht! Es kann etwas gebrochen sein, und nur Ihr Arzt kann das durch Röntgenaufnahmen feststellen.

Aber unterdessen schwillt die Stelle an und tut weh! Dann massieren Sie am besten den Punkt kräftig, der sich innen und außen auf der Spitze des geschwollenen Fußknöchels befindet. Sie können diesen Punkt einzeln massieren, wenn der Schmerz nur einseitig auftritt, oder beide gleichzeitig, wenn er sich auf den ganzen Knöchel erstreckt.

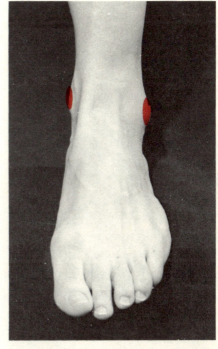

Der Schmerz und selbst ein Teil der Schwellung werden nachlassen, so daß Sie in den meisten Fällen wieder gehen können. Aber seien Sie weiterhin vorsichtig. Machen Sie eine Druckmassage, wobei der Finger lotrecht auf der Haut ruhen sollte, so daß nichts verschoben wird; denn selbst bei einem teilweisen Bruch würde das Folgen haben. Und suchen Sie umgehend Ihren Arzt auf.

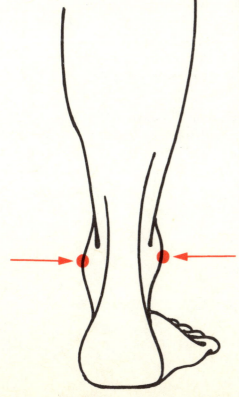

Sie haben Schmerzen im Gesicht

Schmerzen im Gesicht gehören neben Zahnschmerzen zu den intensivsten, die der Mensch erleiden kann. Sie können den Charakter einer Gesichtsneuralgie haben, tragen aber oft auch weniger systematische Kennzeichen. Der Schmerz bei Gesichtsneuralgie ist von ganz besonderer Eigenart; er tritt im allgemeinen bei älteren Menschen auf, oft grundlos und unvermittelt.

Zum Beispiel wenn der Betreffende eine kleine schmerzhafte Stelle an der Wange, an der Nase oder am Zahnfleisch gerieben hat; es ist für jeden Kranken fast immer die gleiche Stelle. Dieser kleine Bereich wird die Auslösezone genannt. Der Schmerz selbst ist sehr typisch: Er wird wie ein Blitz oder eine elektrische Entladung empfunden, die nur wenige Sekunden währt. Eine häufige Wiederholung dieses stechenden Schmerzes ist kaum zu ertragen.
Neben dieser Form der Gesichtsneuralgie gibt es Erscheinungsformen, bei denen der mehr oder weniger starke Schmerz länger anhält. Oft läuft dabei das Gesicht rot an, und der Betreffende beginnt stark zu schwitzen.
Auch hier gibt es Punkte, die diesen Schmerz erträglicher machen.

Gesichtsschmerzen

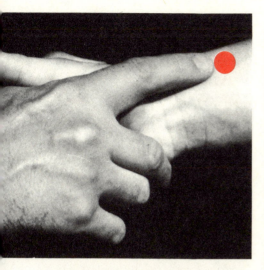

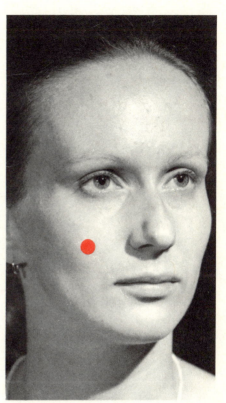

Zwei davon sind die wichtigsten: Der erste, der mit dem Punkt für Stirnmigräne identisch ist, liegt auf der Innenfläche des Unterarms, und man findet ihn, indem man auf der dem Schmerz entgegengesetzten Seite die Hand mit ausgestrecktem Zeigefinger wie beim Händedruck in die andere führt, so daß die Daumen verschränkt sind. Der Zeigefinger weist dann genau auf die Stelle, an der Punkt liegt: in der Rinne, in der der Puls schlägt.

Der zweite Punkt befindet sich im Gesicht, und zwar auf der Wange. Er liegt in Höhe des Nasenflügels, in einer kleinen knochigen Senkung genau unter dem Wangenknochen.

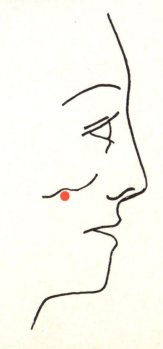

Gesichts-schönheits-pflege

Eigentümlicherweise gibt es unzählige Methoden, die sich mit der Haut, relativ wenige, die sich mit der Gesichtsmuskulatur beschäftigen. Und während man seinen Teint pflegt und seinen Körper trainiert, kümmert man sich kaum um die zahlreichen kleinen Muskeln im Gesicht. Dabei sind sie es, die für den Gesichtsausdruck verantwortlich sind, die, wenn sie erschlaffen, die gefürchtete Verfallserscheinung der Falten hervorrufen.

Die Akupunktur kann helfen, dies zu verhindern. Eine regelmäßige Massage bestimmter Punkte, die im Gesicht liegen, führt zur Erhaltung der Spannkraft und verzögert die Erschlaffung der Gesichtszüge.

Gesichtsschönheitspflege

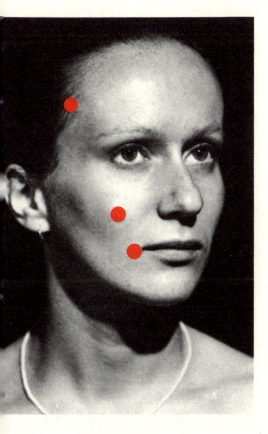

Von diesen Punkten gibt es im Gesicht eine ganze Menge; wir haben sechs von ihnen ausgewählt.

Der erste liegt auf der Stirn, zwei Fingerbreit hinter und vier Fingerbreit oberhalb der auslaufenden Augenbraue.

Der zweite befindet sich auf dem Wangenknochen, an dem Rand, der der Nase zugewandt ist.

Der dritte sitzt genau im Mundwinkel, einen Fingerbreit vom Mundrand entfernt.
Auf der anderen Gesichtshälfte finden Sie die entsprechenden Punkte.

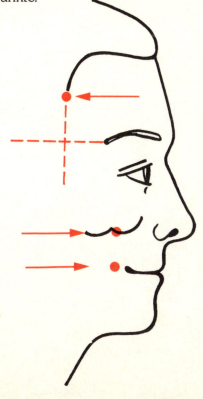

Sie haben eine »Grippe«

Sie kennen die Symptome: Sie haben sich erkältet, und schon geht es los – die Augen tränen, die trockene Kehle brennt, die Nasenflügel prickeln; man niest, und man spürt, daß das Fieber einen gepackt hat.
Also macht man sich schnell einen Grog – was noch niemandem geholfen hat, da der Alkohol kaum die Mikroben töten kann, die man aufgeschnappt hat ...
Und dann sagt man meist, man habe eine Grippe. Was im allgemeinen falsch ist. Die echte Grippe, die Influenz, ist eine schwere Krankheit, die durch epidemisch auftretende Viren hervorgerufen wird und die trotz der Fortschritte in den Behandlungsmethoden zum Tod führen kann.

»Grippe«

Was normalerweise geschieht, wenn man glaubt, »Grippe« zu haben, ist die Entzündung der Schleimhäute unserer Atemwege, die von einem der zahlreichen banalen Erreger befallen werden, die sich stark vermehren können, wenn man sich örtlich unterkühlt.
Das populäre Wort dafür lautet ganz richtig: Erkältung.

Es ist erstaunlich, daß diese Volksweisheit mit der chinesischen Auffassung genau übereinstimmt. Ihr zufolge ist nämlich die Kälte eine der »verderblichen Energien«, die den Organismus befallen können und prompt mit einigen Akupunkturlinien – den »Wächtern« des Organismus – in Konflikt geraten.
Auf diesen Linien befinden sich deshalb die Punkte, die schnelle Abhilfe schaffen können.
Zwei von ihnen helfen bei Beginn einer Erkältung am besten.

»Grippe«

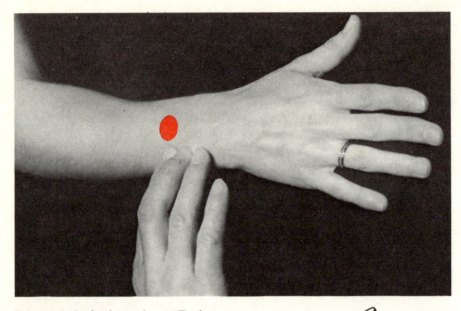

Der erste befindet sich am Ende des Handrückens, drei Fingerbreit über der Beugefalte des Handgelenks, im Schnittwinkel der beiden Knochen.

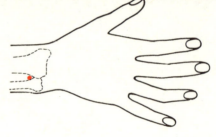

»Grippe« 85

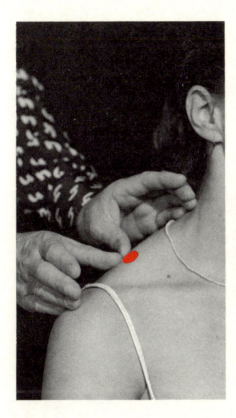

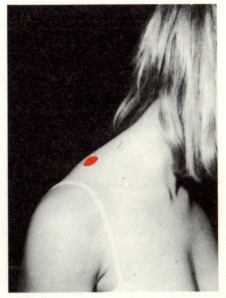

Der zweite Punkt liegt genau auf der Schulter, auf halbem Wege zwischen dem Halsansatz und dem Schultergelenk.

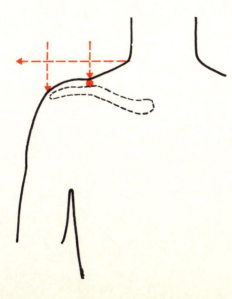

Sie haben Hals-schmerzen

Vorsicht! Eine Angina kann unter Umständen eine schwere Erkrankung sein; darüber hinaus kann sie zu zahlreichen anderen Krankheiten führen: Meningitis, Rheumatismus, Nierenleiden, die einen ein ganzes Leben lang belasten können. Deshalb sollten Sie damit zum Arzt gehen.
Doch um vorläufige Erleichterung zu verschaffen: Hier ist unser Punkt.

Halsschmerzen

Dieser Punkt liegt an der Seite des Daumens, die zum Zeigefinger weist; Sie ziehen horizontal am Nagelbett eine Linie und dann seitlich am Fingernagel entlang eine zweite. Im Schnittpunkt dieser beiden Linien befindet sich der Punkt.
Wenn Sie an einer Seite Halsschmerzen haben, massieren Sie nur an dieser Seite den Punkt. Tut Ihnen der ganze Hals weh, kneten Sie abwechselnd oder gleichzeitig die Punkte an beiden Daumen – je kräftiger, desto besser.

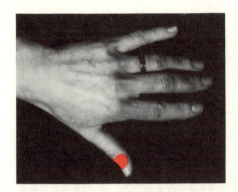

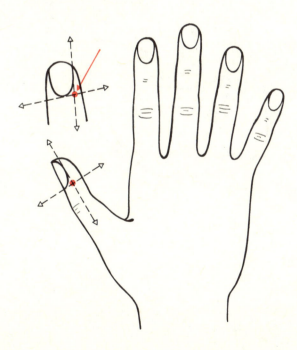

Sie haben Schmerzen am Handgelenk oder an der Hand

Es ist praktisch nicht möglich, Schmerzen am Handgelenk von denen an der Hand selbst zu trennen. Denn die Vielzahl von Knochensehnen und Muskeln bilden praktisch eine Einheit.

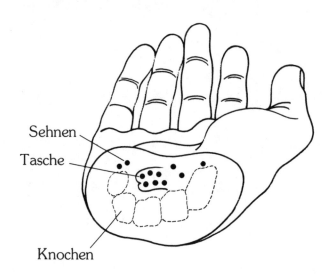

Hand-/Handgelenkschmerzen

Gelegentlich erscheint auf dem Handrücken oder vorne am Handgelenk eine schmerzhafte Schwellung: Das ist eine Entzündung der Gelenkscheide. Das heißt, die kleine Tasche, die die verschiedenen Knochen und Sehnen trennt und die Gelenkschmiere enthält, bricht unter der Haut auf und tritt hervor.
Meist ist das die Folge einer heftigen Bewegung, beim Tennisspielen zum Beispiel oder wenn man etwas gewaltsam aufschraubt; auch eine ständig wiederholte Bewegung, beim Korbflechten oder beim Sticken, kann dafür die Ursache sein.

Manchmal entzündet sich auch das ringförmige Band, das das Handgelenk abschließt, und drückt auf die darunterliegenden Nerven. Wenn das der Fall ist, treten an der Innenfläche der Hand oder am Handrücken Lähmungserscheinungen auf. In all diesen Fällen sind zwei Punkte besonders wichtig.

Der eine liegt an der Außenkante der Hand, in der Verlängerung des kleinen Fingers, kurz vor dem Handgelenk. Man findet ihn auf der zweiten Falte, die sich bildet, wenn man die Hand in Richtung dieses kleinen Fingers dreht. Die Abbildung unten verdeutlicht das. Den Punkt sehen Sie auf dem nebenstehenden Foto.

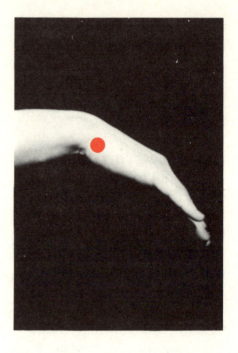

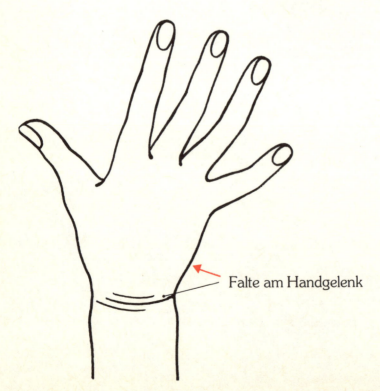

Falte am Handgelenk

Der zweite Punkt, der hier zu beachten ist, befindet sich auf dem Rücken des Handgelenks, drei Fingerbreit oberhalb der Beugefalte und genau an der Stelle, wo die beiden Knochen von Elle und Speiche zusammenstoßen, die den Unterarm bilden.
Dieser Punkt ist ziemlich einfach zu lokalisieren.

Dies sind die beiden Punkte, die man reizen muß, wenn man Schmerzen am Handgelenk oder an der Hand hat; man kann sie entweder nacheinander behandeln oder gleichzeitig, und zwar so lange, wie es nötig ist.

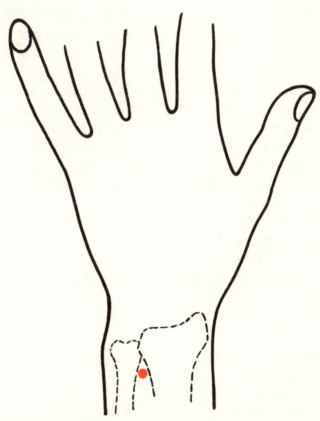

Sie haben Herzklopfen

Man macht sich eigentlich kaum Gedanken über das Herz, dieses biologische Wunder mit einem Schlagrhythmus, der in jedem Augenblick den Bedürfnissen des Organismus angepaßt sein muß, ob man sich ausruht, geht oder läuft.
Da ist es verständlich, wenn eine so komplizierte Maschinerie von Zeit zu Zeit einen kleinen Fehler macht, sei es, daß der Herzmuskel unvorhergesehen schneller oder langsamer arbeitet als nötig – das nennt man in der Fachsprache Tachykardie (Frequenzbeschleunigung des Herzens) oder Bradykardie (Verlangsamung der Herzfrequenz) –; sei es, daß er einmal außerhalb des normalen Rhythmus schlägt, was man wissenschaftlich eine Extrasystole nennt.
Gewiß, die Erkennung, die Deutung und die Behandlung dieser Abweichungen erfordern das ganze Wissen des Herzspezialisten, der sich seines bewährten Kardiogramms bedient. Aber im allgemeinen kann das Übel vom Patienten selbst am gleichen Symptom festgestellt werden: Auf einen oder mehrere Herztöne, die beschleunigt auftreten, folgt eine manchmal beängstigende Zeit des Stillstands; und das kann sich wiederholen, Stunden andauern und zu einer echten Krankheit werden.
Deshalb ist es gut, sich möglichst schnell Erleichterung zu verschaffen; und dafür gibt es einen Punkt, der in diesem Fall den Störungen abhilft.

Herzklopfen

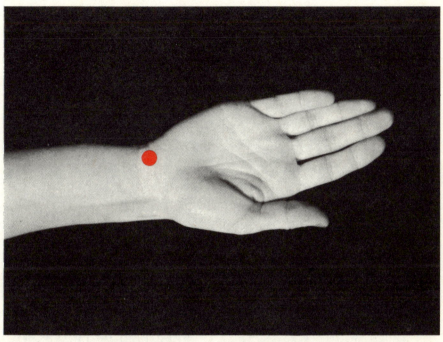

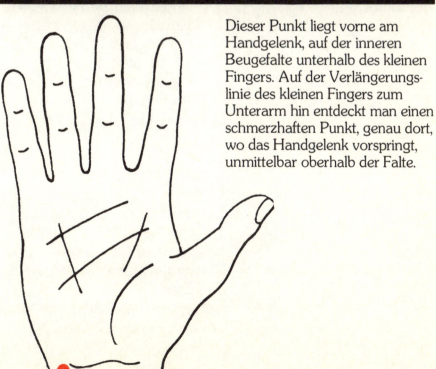

Dieser Punkt liegt vorne am Handgelenk, auf der inneren Beugefalte unterhalb des kleinen Fingers. Auf der Verlängerungslinie des kleinen Fingers zum Unterarm hin entdeckt man einen schmerzhaften Punkt, genau dort, wo das Handgelenk vorspringt, unmittelbar oberhalb der Falte.

Sie haben einen Hexenschuß

Der Hexenschuß tritt meist als Folge einer körperlichen Anstrengung auf, die wir in einer falschen Stellung ausgeführt haben. Es hat geknackst – oder auch nicht –, und schon steht man gebeugt, ist unfähig zu jeder Bewegung, denn sobald man sich rührt, wird man von Schmerzen gepeinigt.

Der Vorfall hat – und so ist es auch beim »Ischias« – bei den einen eine Bandscheibenveränderung in der Wirbelsäule hervorgerufen, bei den anderen die Verschiebung eines Wirbels. Wie dem auch sei, es ist ein Nerv getroffen, und das bringt Schmerzen oder eine Muskelverkrampfung mit sich.

Der nicht behandelte Hexenschuß hält einige Tage oder Wochen an und bessert sich erst allmählich, um dann schließlich abzuklingen. Aber er kann wieder auftreten – und immer häufiger –, je nachdem, wie die »Verankerungen« zwischen den Wirbeln, die Bänder, die sie zusammenhalten, sich gelockert oder gedehnt haben. Und dann kommt es bei mehr oder weniger heftigen Bewegungen erneut zum Hexenschuß. Bald entsteht ein anhaltender Schmerz, der sich mit zunehmender Müdigkeit verschlimmert und vorwiegend morgens beim Aufwachen auftritt.

Der Hexenschuß ist zu einem chronischen Leiden geworden.

Hexenschuß

Um den Hexenschuß zu lindern, gibt es beidseitig einen großen Punkt, den man massieren kann. Er ist leicht zu finden, denn er liegt in der Mitte der Kniekehle genau auf der Beugefalte.

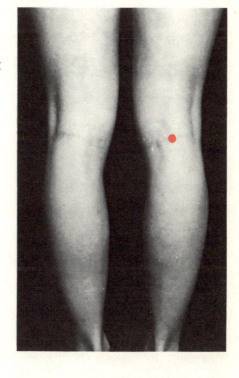

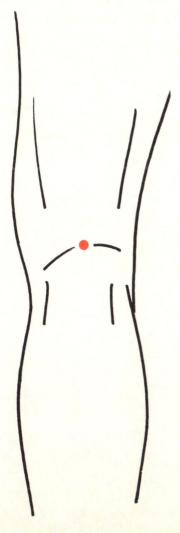

Sie haben Beschwerden an der Hüfte

Etwas sei gleich vorausgeschickt: Oft ist ein Schmerz, der an der Hüfte auftritt, nicht auf eine Infektion der Hüfte selbst zurückzuführen. Es kann sich um eine Magen- oder Beckenerkrankung, um einen beginnenden »Ischias« o. ä. handeln. In diesem Fall hat der unten empfohlene Punkt vielleicht weniger Chancen, wirksam werden zu können, denn er zielt auf die Leiden der Hüfte selbst ab. Gewiß, es handelt sich um ein tiefliegendes und von Stößen im allgemeinen selten erfaßtes Gelenk, doch es ist unter anderem auch der Sitz jener schleichenden Zersetzung, die man Hüftgelenkarthrose nennt und die das Gelenk nach einer langen Zeit schmerzhafter Bewegungen unerbittlich blockiert.

Natürlich gibt es Methoden, die Hüftgelenkarthrose zu behandeln, und oft greift sogar der Chirurg ein, um die Zersetzung aufzuhalten oder sogar zu heilen; aber es existiert auch ein wirkungsvoller Punkt, der den Schmerz lindern und die zusätzliche Behandlung erträglicher machen kann. Er ist nicht ganz leicht zu finden.

Hüftbeschwerden

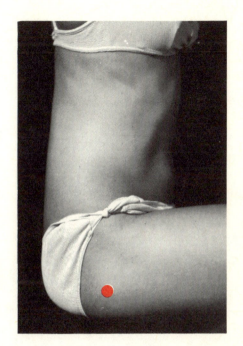

Der Patient streckt sich auf der gesunden Seite, wo er keine Schmerzen hat, aus. Dann legt er das kranke Bein angewinkelt über das andere, und zwar locker und entspannt.
In dieser Position springen alle Knochen wie auf einer Relieflandkarte hervor, besonders aber jene Knochen, die zum Beckenvorsprung und Hüftbein gehören. Wir legen unsere Hand jetzt auf das Hüftbein und öffnen sie weit, so daß der Daumen im Winkel von 90° von den anderen Fingern absteht. Nun legen wir die äußere Handkante mit den Fingern auf das Hüftbein und klappen die Hand um, worauf der Daumen auf den gesuchten Punkt weist; er liegt auf dem knochigen Relief, das in der Fachsprache »Rollhöcker« genannt wird. Dieser Punkt hat auch Einfluß auf alle Schmerzen der unteren Gliedmaßen. Wir werden ihm schon im nächsten Kapitel wiederbegegnen.

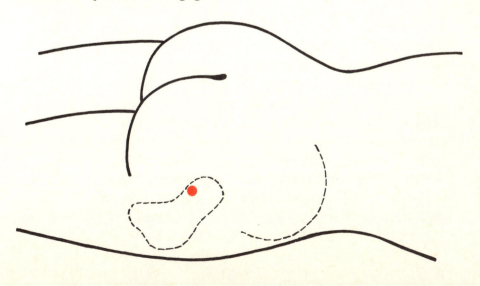

Sie haben »Ischias«

Es handelt sich dabei um eines der schmerzhaftesten Leiden, das den Menschen befallen kann. Ischias ist der Name des schmerzenden Nervs, der mit mehreren Wurzeln in der Kreuzbeingegend entspringt. Diese Wurzeln vereinigen sich zu einem einzigen Strang, der ins Gesäß hinabführt. Von dort läuft er weiter in den hinteren Schenkel und ins Bein und endet schließlich in den Zehen.

Man weiß, daß die »Ischias« mit einer Quetschung einer oder mehrerer dieser Wurzeln zusammenhängt – sei es durch einen Bruch einer der Bandscheiben der Wirbelsäule, wie es die klassische Medizin lehrt, sei es durch die Verschiebung eines Wirbels, so daß es zu einer schmerzhaften Kompression der Nervenwurzeln kommt. Dabei zieht sich der Schmerz natürlich bis in die Fußspitzen, gleichsam wie eine Nachricht einen Telegraphendraht durchläuft.

Und es ist nicht allein der Schmerz, unter dem der Betroffene leiden muß: Wenn der Nerv stark eingeklemmt wird, treten auch Lähmungserscheinungen im Bein auf; diese Lähmung kündigt sich durch ein verräterisches Kribbeln an.

Freilich kann die »Ischias«, wie wir sie hier beschrieben haben – und die wie der Hexenschuß ihre Ursache im Verheben hat –, nach mehr oder weniger langer Zeit abheilen; aber sie kann auch wieder auftreten und für den Patienten zu einer ständigen Behinderung werden. Man versucht mit vielen Mitteln, die »Ischias« zu bekämpfen, mit starken schmerzstillenden Tabletten, Spritzen, manchmal sogar mit chirurgischen Eingriffen. Bevor jedoch diese Maßnahmen ergriffen werden, kann die Massage bestimmter Punkte eine beachtliche Verbesserung herbeiführen; vor allem, indem man die schmerzhaften Punkte behandelt, die auf dem Nervenstrang liegen.

Und schließlich gibt es einen

»Ischias« 99

speziellen Punkt, der
übrigens auf alle Schmerzen
der unteren Gliedmaßen
einwirkt.

Dieser Punkt befindet sich außen
am Gesäß, hinter der Erhebung,
die der dicke Schenkelknochen
bildet. Um diesen Punkt zu finden,
legt sich der Patient am besten auf
die gesunde Seite und winkelt das
kranke Bein halb an. Dann legt
man die Hand auf die Erhebung
des Hüftknochens, und zwar so,
daß die vier Finger zur Körper-
mitte weisen.
Der rechtwinklig von den Fingern
abgespreizte Daumen deutet
genau auf den Punkt, wenn man
ihn auf den Hüftknochen senkt
(siehe das Kapitel »Beschwerden
an der Hüfte«).

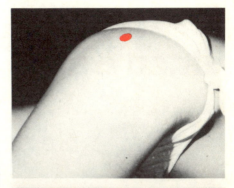

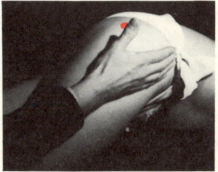

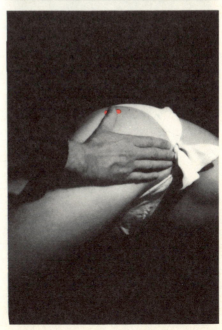

Sie haben einen Kater

Jeder, der gerne trinkt, weiß, was ein Kater ist. Nach einem angenehmen Abend mit gutem Essen und süffigem Wein erwacht man am anderen Morgen – mit schwerem Kopf, einem bitteren Geschmack im Mund und einer anhaltenden Übelkeit, die einem den Tag zu »vergällen« droht – tatsächlich hat die Galle auch damit zu tun.

Kater

Nun, ein Punkt wird Ihnen in dieser Situation helfen. Er liegt an der Außenseite des Beins, in einer spürbaren kleinen Höhlung vor dem langen, schmalen Knochen des Wadenbeins.
Wie kann man diesen Punkt lokalisieren?
Sie legen Ihre Hand mit zusammengelegten Fingern so an das Wadenbein, daß der kleine Finger auf dem Fußknöchel ruht, während die anderen nebeneinander das Wadenbein berühren. Der eingereihte Daumen deutet nun auf diesen Punkt. Massieren Sie ihn an beiden Beinen mit überkreuzten Armen, so daß die rechte Hand das linke Bein behandelt und die linke Hand das rechte Bein. Nach einer Weile werden Sie in vielen Fällen das Gluckern der sich leerenden Galle vernehmen, was übrigens durch Röntgenuntersuchungen während der Massage bewiesen wurde.
Überdies birgt diese Stelle einen der wichtigsten Behandlungspunkte für alle Leber- und Gallenleiden.

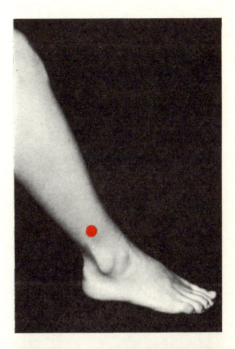

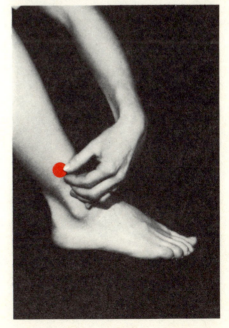

Sie haben Schmerzen am Knie

Das Knie verdankt seiner exponierten Stellung eine besondere Verletzlichkeit: Stoßwunden, Unfallverletzungen, Infektionen. Ob es ein Autounfall ist oder ein Sportunfall – irgendwie wird das Knie immer in Mitleidenschaft gezogen.

Aber in der Natur sind Wohl und Wehe nie weit voneinander entfernt: Das Kniegelenk ist ein sehr offenliegendes Gelenk, und deshalb kann man es leicht rundherum abtasten und die schmerzhaften Stellen sorgfältig lokalisieren. Überdies, und das gilt für die gesamte Akupunktur, kann ein schmerzhafter Punkt immer behandelt werden, auch wenn er nicht eigens als Akupunktur-Punkt angeführt ist, und diese Behandlung wird sicher eine Linderung der Schmerzen bringen. Dennoch gibt es einen Hauptpunkt für das Knie.

Knieschmerzen 103

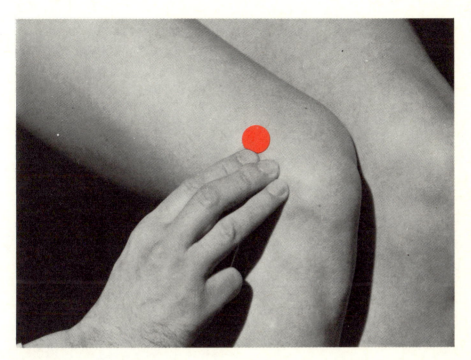

Dieser Punkt entspricht der höchsten Stelle der Gelenkkapsel, der taschenförmigen Bindegewebsschicht, die die Gelenkhöhle begrenzt und die Gelenkschmiere enthält.
Wie kann man ihn finden?
Wir ertasten den kleinen Knochen der Kniescheibe, der sich vorne am Knie befindet. Grob gesehen hat er die Form eines Rechtecks. An seiner Außenseite ziehen wir eine imaginäre Linie nach oben: Drei Finger oberhalb des Knochenwinkels entdecken wir unseren Punkt.

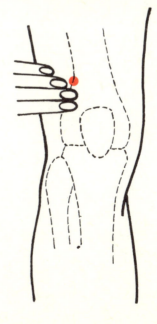

Sie haben Kopf-schmerzen

Wenn es eine weltweit verbreitete Krankheit gibt, dann sind es die Kopfschmerzen. Alle Leiden, alle Krankheiten können der Grund dafür sein – von der »Grippe« über Verdauungsbeschwerden bis hin zum Gehirntumor. Das bedeutet, daß es sich bei der Bekämpfung der Kopfschmerzen stets um eine komplizierte Behandlung handelt, die sorgsame und lange Bemühungen erfordert. Aber auch hier kann man sich Erleichterung verschaffen, indem man ganz bestimmte Punkte massiert. Die Wahl der Punkte und damit der Erfolg hängen von der Lokalisierung der Migräne ab. Je nach ihrer Lage wechseln die Punkte. Man kann drei Hauptgruppen unterscheiden:

Kopfschmerzen

1. Kopfschmerzen an der Stirn, ein- oder beidseitig an den Schläfen;
2. Kopfschmerzen im Nacken und am Hinterkopf;
3. Kopfschmerzen oben im Schädel und überall im Kopf.

<u>1. Sie haben Kopfschmerzen an der Stirn oder ein- oder beidseitig an den Schläfen:</u>
Der interessante Punkt liegt innen am Handgelenk, dort, wo man den Puls fühlt, aber weiter hinauf zum Ellenbogen. Wie kann man ihn genau lokalisieren? Nehmen wir an, Sie suchen den Punkt am rechten Handgelenk, dann halten Sie Ihre rechte Hand flach, den Handteller nach oben, den Daumen abgespreizt; darauf fassen Sie mit der geöffneten linken Hand wie beim Handschlag in die rechte, so daß der linke Daumen unter dem rechten Daumen liegt; die drei Finger der linken Hand umgreifen die Außenkante der rechten Hand an ihrer dick gepolsterten Stelle,

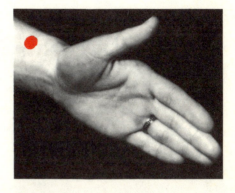

während der Zeigefinger genau auf den gesuchten Punkt deutet.

Wichtig! Wenn sich die Schmerzen über die gesamte Stirn ziehen, muß man die Punkte an beiden Handgelenken massieren. Tut es nur an einer Schläfe weh, ist der Punkt an der jeweils entgegengesetzten Seite zu behandeln; also: bei Kopfschmerzen rechts das linke Handgelenk; bei Kopfschmerzen links das rechte Handgelenk.

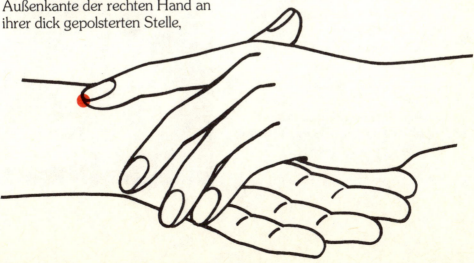

Kopfschmerzen

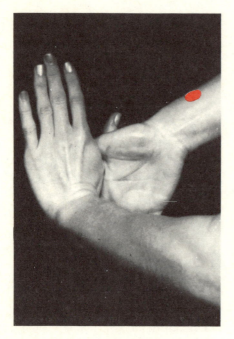

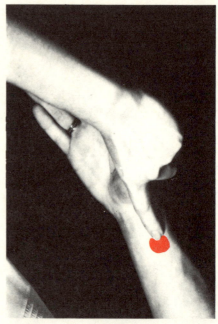

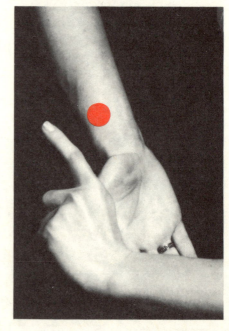

<u>2. Sie haben Kopfschmerzen im Nacken und am Hinterkopf:</u>
Der wichtige Punkt liegt wieder an der Außenkante der Hand, oberhalb des kleinen Fingers. Sie halten die Hand leicht gekrümmt, und dann sehen Sie, daß sich eine starke Falte abzeichnet: die »Lebenslinie«. Mit Ihrem Finger verlängern Sie sie in Richtung des Handrückens, bis Sie einen Knochen, den fünften Handknochen, spüren.
Sie dürften übrigens einen leichten Schmerz empfinden, wenn Sie auf diese Stelle drücken. Genau dort müssen Sie massieren.

Kopfschmerzen

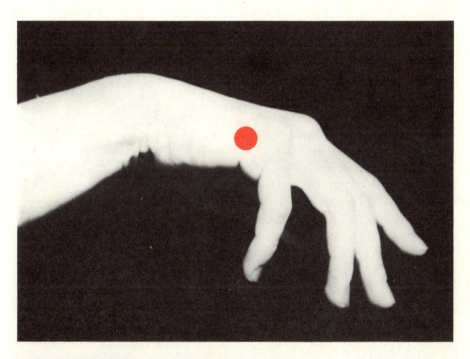

Wichtig! Es handelt sich wiederum um einen Punkt mit kreuzweiser Wirkung: Behandeln Sie die rechte Hand, wenn Sie Schmerzen in der linken Nackenpartie haben, und umgekehrt die linke Hand, wenn Ihnen die rechte Hinterkopfseite weh tut.

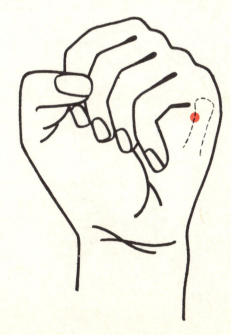

Kopfschmerzen

3. <u>Sie haben Kopfschmerzen oben am Schädel, oder der ganze Kopf tut Ihnen weh:</u>
Um diese Erscheinungsform der Migräne zu behandeln, können Sie nacheinander alle Punkte massieren, die Sie bereits bei den verschiedenen Kopfweharten kennengelernt haben.
In diesem Fall kommt noch ein weiterer Punkt hinzu, der »Bläschen-Punkt«. Dieser befindet sich an der Außenseite des Beins, über dem Knöchel, in einer spürbaren kleinen Vertiefung des Wadenbeins. Wie kann man ihn genau lokalisieren?
Sie halten die fünf Finger gestreckt und legen die Spitze des kleinen Fingers an die höchste Erhebung des Fußknöchels; liegen die anderen Finger nebeneinander auf dem Wadenbein, dann deutet der Daumen an den gesuchten Punkt (siehe unten).

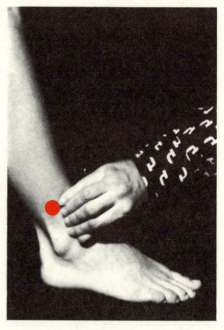

Massieren Sie auch diesen Punkt an beiden Beinen, und zwar mit überkreuzten Armen; die rechte Hand am linken Fußknöchel, die linke Hand am rechten Fußknöchel.

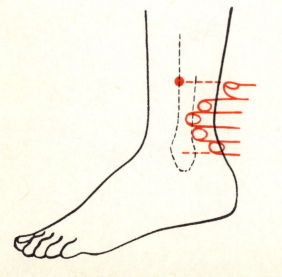

Noch ein Wort zu den Kopfschmerzen. Bei all diesen Leiden spielt die Akupunktur für die Chinesen eine derart wichtige Rolle, daß die traditionellen chinesischen Ärzte dazu tendieren, bei ausbleibendem Erfolg dieser Behandlung die Diagnose Gehirntumor zu stellen.

Sie haben Lampenfieber

Was der Schüler vor dem weißen Blatt der Klassenarbeit empfindet, der Sänger, der auf die Bühne kommt vor dem wartenden Publikum, der Prediger, der das erste Mal auf die Kanzel steigt oder der Fernsehansager hinter seinem Tisch – das ist uns, glaube ich, allen nur zu vertraut: Die Kehle ist wie zugeschnürt, die Schläfen hämmern, der Mund wird trocken, man bringt keinen Ton mehr hervor...

Alle haben darunter gelitten, aber für einige ist es zu einem echten Problem geworden. Sie können kaum etwas tun, ohne Lampenfieber dabei zu haben.

Für diesen Fall, der zu seelischen Krisen führen kann, wie für die anderen, leichteren Fälle, die einem dennoch in wichtigen Situationen das Konzept verderben können, hat die Akupunktur einen Punkt, der Abhilfe schafft.

110   Lampenfieber

Dieser Punkt, der auch bei psychischen und physischen Schocks hilft, kann durch die Kleidung hindurch stimuliert werden, was in gewissen Situationen sehr hilfreich sein kann. Er sitzt auf der rechten Seite der Brust, vier Finger über der Brustwarze im zweiten Zwischenrippenraum. Wenn man ihn stark stimuliert, wird man bald spüren, wie der kalte Schweiß schwindet …

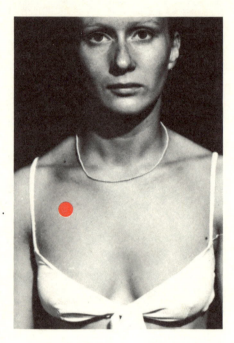

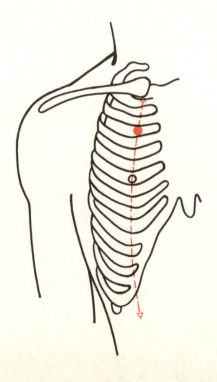

Sie leiden unter Luftschlucken

Wenn auch jeder weiß, was Luftschlucken ist, weil er es am eigenen Leib unangenehm erfahren hat, so ist doch die Definition dieser Krankheit sehr viel schwieriger. Man hat lange geglaubt, daß die Aerophagie, wie der medizinische Name dafür lautet, mit einer übermäßigen Füllung der Lufttasche des Magens verbunden sei. In Wirklichkeit dringt die eingeatmete Luft nicht in den Magen ein, sondern bleibt unten in der Speiseröhre stecken, die sie aufnimmt und wieder ausstößt. Dies ist im übrigen nervlich bedingt. Das Luftschlucken kann jedoch auch Anzeichen ernsthafter Verdauungsschwierigkeiten sein und auf Magengeschwüre oder Gallensteine schließen lassen. Die damit verbundenen Schmerzen ähneln den Schmerzen bei einer Angina pectoris.

Aus all diesen Gründen sollte man das Luftschlucken nicht zu leicht nehmen, und es ist ratsam, sich von einem Arzt untersuchen zu lassen. Aber bis dahin kann man sich Erleichterung verschaffen:

Luftschlucken

Beim Luftschlucken und bei Blähungen allgemein sind zwei Punkte besonders zu beachten: der eine am Fuß, der andere am Unterarm.

Betrachten wir zunächst den ersten:
Am Innenrand des Fußes hinter dem Ansatz der großen Zehe spürt man einen kleinen Vorsprung. Auf diese Stelle legt man seinen kleinen Finger; die anderen vier Finger der Hand hält man nebeneinander, wie es die Abbildung unten zeigt. Die Spitze des Zeigefingers weist dann auf die Lage des Punktes, wenn sie den Rand des Fußknochens berührt.

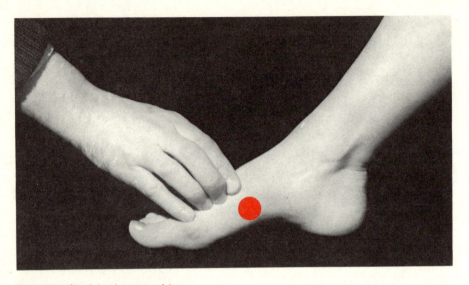

Luftschlucken

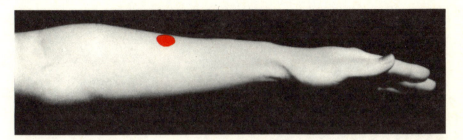

Den zweiten Punkt findet man am äußeren Rand des Unterarms, indem man den Arm anwinkelt: Der Punkt liegt dann am oberen Rand auf halber Strecke zwischen Ellbogen und Handgelenk, das heißt, genau in der Mitte zwischen deren Beugefalten.

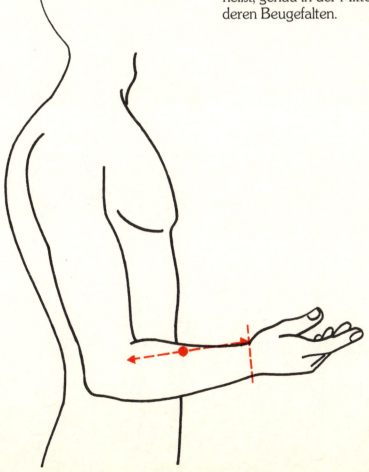

Sie haben zu starke Monatsblutungen

Diese Erscheinung kann immer wieder im Leben der Frau auftreten, von den verlängerten Regelblutungen des jungen Mädchens bis zu den Blutungen infolge einer Muskelgewebsgeschwulst im Klimakterium. Und natürlich kann nur ein Arzt oder ein Gynäkologe die genaue Ursache feststellen. Aber obwohl sie oft erstaunlich gleichmäßig hingenommen wird, bedeutet die Genitalhämorrhagie der Frau stets einen Blutverlust, dem man Einhalt gebieten sollte. Deshalb ist es wichtig, die Blutung schnell zu stillen, um Folgestörungen zu vermeiden und auch, um unter angenehmeren Voraussetzungen den Arzt aufsuchen zu können.

Monatsblutungen

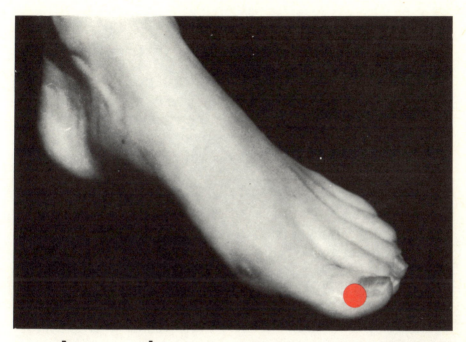

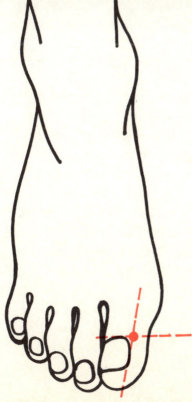

Wieder einmal ist es ein Punkt auf dem Fuß, der Linderung schafft. Wenn Sie eine Linie entlang dem Zehnagel und eine zweite im rechten Winkel dazu, entlang der Basis des Nagelbetts, ziehen, liegt der Punkt genau dort, wo sich die Linien schneiden.

Sie haben starke Monatsschmerzen

Hierbei handelt es sich um eine jener Plagen, die die Frau während ihres ganzen Geschlechtslebens begleiten; und welche Frau kann behaupten, in diesem kritischen Moment keine Schmerzen gehabt zu haben?

Von der leichten Unpäßlichkeit oder den Beschwerden, die die Menstruation im allgemeinen mit sich bringt, bis hin zu heftigen Krämpfen, die zur Bewußtlosigkeit führen, kommt praktisch alles vor. Mit einem Wort, es handelt sich um eine regelmäßig auftretende Erkrankung mit all ihren gesellschaftlichen, familiären und beruflichen Konsequenzen. Auch alle gynäkologischen Gründe könnte man sich hier vor Augen halten, von schwerwiegenden organischen Störungen wie Muskelgewebsgeschwülsten bis zu Unausgewogenheiten im Hormonhaushalt.

Wie dem auch sei – für die Schülerin, die bei einer Klassenarbeit die Schule schwänzt, weil sie gerade ihre »Tage« hat, oder die Dame von Welt, die aus dem gleichen Grund eine Einladung ablehnen muß, ist nichts ersehnter als eine wirksame Hilfe.

Monatsschmerzen

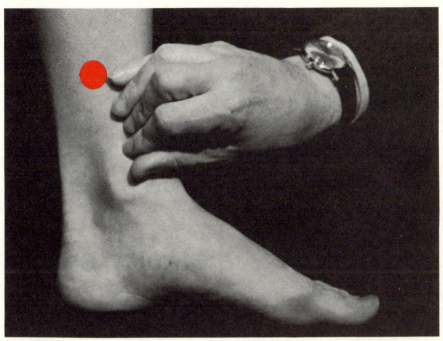

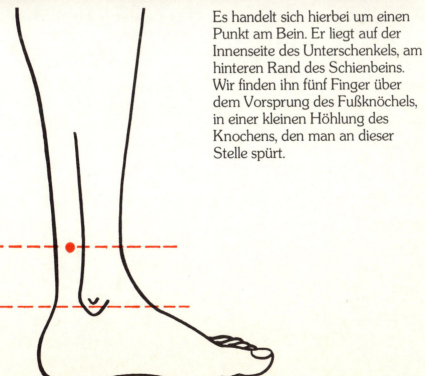

Es handelt sich hierbei um einen Punkt am Bein. Er liegt auf der Innenseite des Unterschenkels, am hinteren Rand des Schienbeins. Wir finden ihn fünf Finger über dem Vorsprung des Fußknöchels, in einer kleinen Höhlung des Knochens, den man an dieser Stelle spürt.

Sie fühlen sich einer Ohnmacht oder einem Zusammenbruch nahe...

... oder neben Ihnen wird jemandem schlecht; es kann dafür die verschiedensten Gründe geben. Einige sind schwerwiegend und gehören, wie zum Beispiel das Herzversagen, in den Zuständigkeitsbereich des Arztes. Aber in den meisten Fällen sieht man sich einer weniger gefährlichen Situation gegenüber. Ob es nun ein plötzlicher starker Schmerz ist – wie bei einer Kolik oder einem Krampf –, ein Schock, eine Ohnmacht aufgrund einer Krankheit oder eine einfache Übelkeit –, angesichts einer solchen Situation sollte man schnell handeln.

Ohnmacht/Schwindel

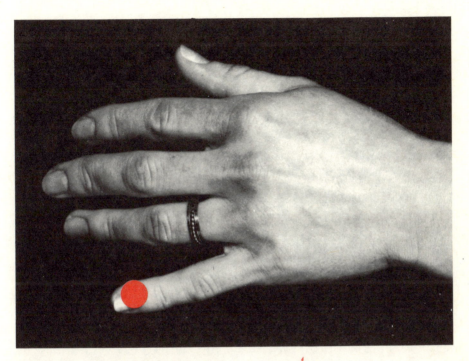

Der Punkt bzw. die beiden Punkte, die bei einer Ohnmacht interessant sind, liegen auf dem kleinen Finger jeder Hand, und zwar an der Innenseite. Um sie genauer zu lokalisieren, zieht man eine horizontale Linie an der Basis des Nagels entlang; dann zieht man eine zweite Linie an der Seite des Fingernagels, die zum Ringfinger weist. In dem Schnittpunkt dieser beiden Linien, die einen rechten Winkel miteinander bilden, befindet sich der gesuchte Punkt. Diese Punkte müssen Sie kräftig massieren; und wenn Sie selbst betroffen sind, können Sie die beiden Punkte mit dem gekrümmten Daumen reizen.

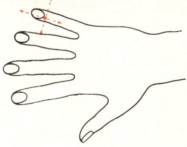

Sie haben Ohrenschmerzen

Übrigens hat man an jeder Seite des Kopfes nicht ein Ohr, sondern drei Ohren: das äußere Ohr, das heißt die Ohrmuschel und den Gehörgang, der zum Trommelfell führt; dann das mittlere Ohr, den weiten Resonanzraum mit seinen Knöchelchen, die die Schallwellen weiterleiten; schließlich das innere Ohr, das die Schallwellen aufnimmt und außerdem für das Gleichgewicht zuständig ist. Doch dieses innere Ohr tut nicht weh, seine Störungen kommen durch andere Leiden zum Ausdruck: Schwindelanfälle, Kopfdröhnen o. ä., auf die wir jetzt nicht eingehen wollen.
Die beiden anderen Teile des Ohres hingegen können Schmerzen verursachen. Am äußeren Ohr können zuweilen kleine Geschwüre auftreten.

Das Mittelohr ist besonders empfindlich für Entzündungen. Eine solche Mittelohrentzündung kann sehr schmerzhaft sein und zudem die Quelle für alle möglichen Beschwerden; wenn es Rückfälle gibt, kann der benachbarte Knochen betroffen werden. Eine Entzündung der Schleimhaut in den lufthaltigen Räumen des Warzenfortsatzes ist die Folge.
Mit der Zeit führen Rückfälle zu einer Schwächung des Gehörs, die der Kranke für sein ganzes Leben behält.
Die Akupunktur kennt einen Punkt, der Ohrenschmerzen erträglicher macht und selbst zur Heilung beitragen kann.

Ohrenschmerzen

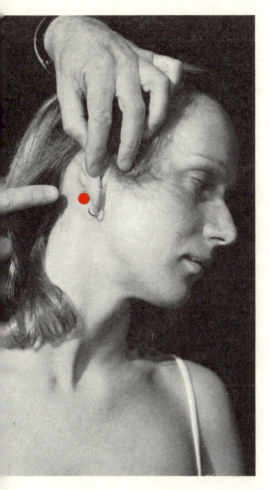

Dieser Punkt ist leicht zu finden. Er liegt genau hinter der Ohrmuschel, auf der Spitze des dort befindlichen Knochens.
Um ihn leichter zu ermitteln, muß man die Ohrmuschel nach vorne ziehen. Er befindet sich genau auf der Knochenspitze.

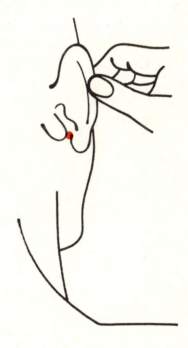

Sie haben Rückenschmerzen

In unserer modernen Welt, in der das Schreiben einen so großen Raum einnimmt, ist der Rücken eine bevorzugte Stelle für Schmerzen. Sie kennen zudem die stechenden Schmerzen, die man als Hexenschuß bezeichnet und die entstehen, wenn man einen schweren Gegenstand zu plötzlich angehoben hat. Meistens sind es jedoch lang andauernde Schmerzen, die Tag für Tag im Rücken stechen und der Stenotypistin, dem Pianisten, dem Buchhalter oder dem Zahnarzt die Arbeit zur Hölle machen. Diese Schmerzen werden durch die ständig gleichbleibende Haltung in halbgebückter Stellung hervorgerufen, was zu einer Verkrampfung der Rückenmuskeln, einem Vorfall der Bandscheiben und zu Quetschungen der aus der Wirbelsäule heraustretenden Spinalnerven führen kann.

Nicht zu vergessen sind die Schmerzen der Hausfrau, die täglich die gleichen Verrichtungen ausüben muß: Bettenmachen, Geschirrspülen, Staubsaugen usw. Auch psychische Probleme können Auswirkungen auf die Wirbelsäule haben und Schmerzen verursachen – zum Beispiel Furcht oder Angst. Macht man nicht einen krummen Buckel, wenn ein Hieb oder eine Gefahr droht? Die Rückenmuskeln spiegeln in ihren Verkrampfungen die Verteidigungshaltung des Menschen wider. All das tut weh.

Es ist deshalb gut, wenn man einen Punkt kennt, der Verkrampfungen löst und die Schmerzen lindert.

Rückenschmerzen

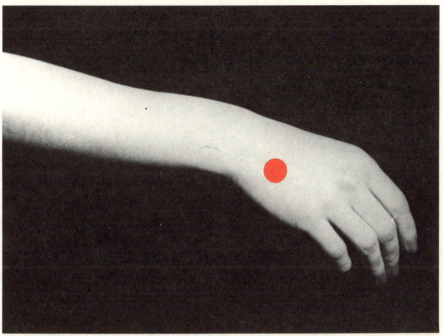

Dieser Punkt liegt auf dem Handrücken, in der Verlängerung des spitzen Winkels zwischen kleinem Finger und Ringfinger. Am oberen Ende dieses Zwischenraums treten die beiden Knochen zusammen. Genau an dieser Stelle befindet sich der Punkt.

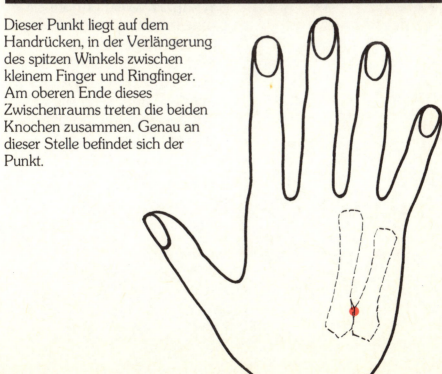

Sie leiden an Schlaflosigkeit

Man wälzt sich auf seinem Bett hin und her, diesem Bett, nach dem man sich den ganzen Tag über gesehnt hat; nichts zu machen, die Nerven tragen den Sieg davon, der Schlaf will nicht kommen.
Oder man kehrt erschöpft heim, schläft wie ein Sandsack ein, und morgens um zwei Uhr ist man hellwach. Die Müdigkeit ist weg, und das kleine persönliche »Kino« läßt die finstersten und verwirrendsten Gedankenfilme vor einem ablaufen. Wenn der Wecker dann schellt, war man meist gerade eingeschlafen.
Man sollte dies übrigens nicht zu leicht nehmen, denn auf die Dauer siegt die Müdigkeit, und Depressionen sind die Folge.

Was soll man machen? Zu einem Schlafmittel greifen? Täglich werden in der ganzen Welt Tonnen davon verkauft. Man weiß
– übrigens erst seit relativ kurzer Zeit –, daß der Schlaf ein empfindlicher Mechanismus ist, der in zwei Tiefen abläuft, die sich im Laufe der Nacht abwechseln: der tiefe Schlaf, der den Körper ausruhen läßt, und der »paradoxe« Schlaf, bei dem das Gehirn aktiv bleibt; das ist die Zeit der Träume, die für die geistige Gesundheit eine große Rolle spielen
– die Zeit auch, da gedanklich Probleme gelöst werden, die tagsüber unlösbar schienen. Nun, es gibt kein Schlafmittel, das dieses empfindliche Gleichgewicht nicht stören und zu der ursprünglichen Unregelmäßigkeit nicht noch psychische Probleme wie Aggressionen hinzufügen würde.

Die Schlaflosigkeit wird unweigerlich chronisch und zwingt den Betroffenen, die Dosis des Schlafmittels zu verstärken bzw. noch andere Mittel zusätzlich zu nehmen. Den Weg aus diesem Teufelskreis kann ihnen die Akupunktur weisen.

Schlaflosigkeit

Die Akupunktur bietet hierzu zwei Punkte an, die man langsam massieren sollte.

Der erste liegt an der Spitze der zweiten Zehe, und zwar im äußeren Winkel des Nagelbetts.

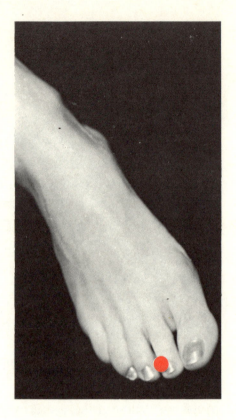

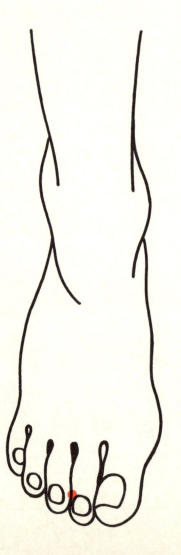

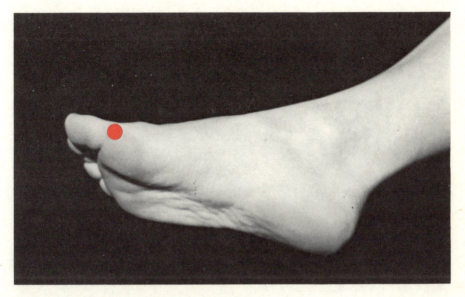

Der zweite Punkt befindet sich hinter der Wurzel des großen Zehs am Innenrand des Fußes direkt am knochigen Vorsprung des Ballens.

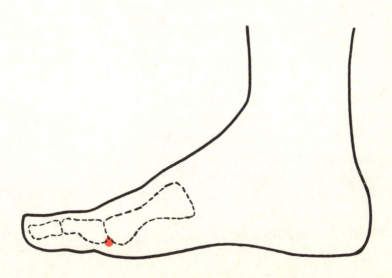

Sie haben einen Schlag erhalten

Sie werden denken, daß das wohl kaum die rechte Gelegenheit für die Akupunktur sein dürfte: Wenn man einen Schlag erhalten hat oder, wissenschaftlich ausgedrückt, ein Trauma, muß man sich darauf beschränken, die betroffene Stelle mit Hilfe von Salben oder Cremes lokal zu behandeln oder schmerzstillende Mittel wie das gute alte Aspirin oder ähnliche Tabletten einzunehmen – sagt man.
An diesem konkreten Fall kann man sehen, wie stark das chinesische medizinische Denken vom abendländischen abweicht: Bei uns wird der Stoß als eindeutige Ursache der Wunde, der Blutgeschwulst oder des Bruchs angesehen, was auch dem Augenschein entspricht.

Für die Chinesen hingegen stört dieser gleiche Stoß die Verteidigungsenergie, die unseren ganzen Körper wie eine zweite Haut überzieht und vorzugsweise bestimmte Strecken und »Täler« durchströmt. Woraus folgt, daß ein Punkt, der an einer dieser Stellen liegt – ob auf einer Strecke oder in einem Tal – eine Linderung der durch den Schlag entstandenen Schmerzen bewirken kann.

Der Punkt, der in jedem Fall Linderung schafft, befindet sich auf der Brust, und zwar nur auf der rechten Seite; er liegt vier Fingerbreit über der Brustwarze genau im zweiten Rippenzwischenraum.

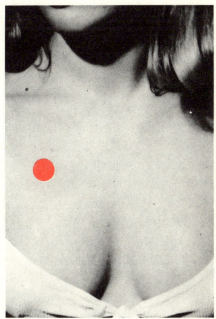

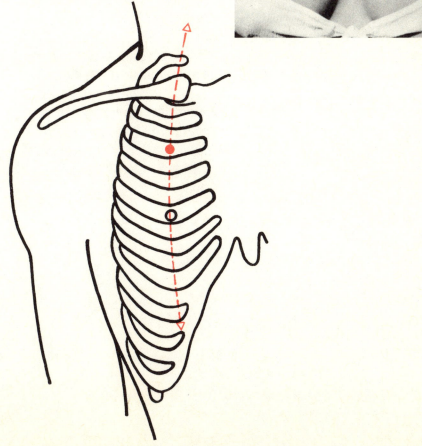

Sie haben Schluckauf

Jeder weiß, was Schluckauf ist, denn jeder hat ihn schon gehabt.
Weniger bekannt ist, daß er zu einer richtigen Krankheit werden kann, die tagelang anhält und den Unglücklichen, den es befallen hat, am Essen, Trinken und Schlafen hindert.

Der Schluckauf entsteht übrigens zumeist, wenn man sich verschluckt oder beim Essen gelacht hat. Im allgemeinen hat er keine schwerwiegenden Ursachen, verschleiert jedoch manchmal schwere, insbesondere Nervenerkrankungen.
Wie werden wir nun unseren einfachen, alltäglichen Schluckauf los?
Um uns diesmal Erleichterung zu verschaffen, brauchen wir einen Helfer, denn die Punkte liegen auf dem Rücken – dies deshalb, weil der Schluckauf durch eine Reihe von Muskelzusammenziehungen des Zwerchfells bedingt ist. Das Zwerchfell trennt den Brustraum vom Bauchraum und stößt von hinten an die vorderen Rippen.

Schluckauf

Die Punkte liegen zwei Fingerbreit vom Rückgrat entfernt, zu beiden Seiten des siebten Rückenwirbels. Wie lokalisieren wir sie?
Bei dem mit nacktem Oberkörper aufrecht sitzenden Patienten liegen sie auf der horizontalen Linie, die die Spitzen der Schulterblätter miteinander verbindet.

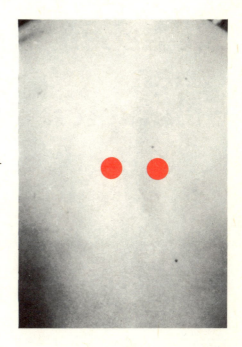

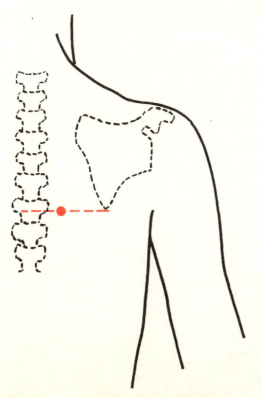

Sie haben einen Schnupfen

Der Schnupfen ist ein typisches Winterleiden und häufig das erste Anzeichen für zahlreiche Viruskrankheiten, die uns in dieser Jahreszeit befallen: Erkältungen, »Grippe« usw. Es gibt aber auch eine ganze Reihe von chronischen Entzündungen der Nase oder ihrer Nebenhöhlen, die zu unangenehmen Erscheinungen führen wie etwa der Stirnhöhlenvereiterung oder chronischem Schnupfen. Im Frühling kommt der Heuschnupfen dazu, mit seinen Niesanfällen, dem ständigen Ausfluß aus der Nase und der leichten Entzündung der Augen.

Schnupfen

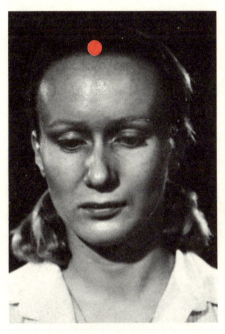 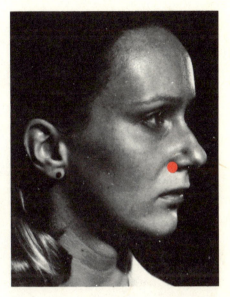

Es sind dieselben Punkte, die bei all diesen Leiden Erleichterung verschaffen: Zunächst ist da der Hauptpunkt, der auf der Mittelachse der Stirn liegt, etwas hinter dem Haaransatz. Folgen Sie mit Ihrem Zeigefinger der Verlängerung des Nasenrückens nach oben und bleiben Sie exakt auf der Mittellinie. Sie streifen über einen kleinen Buckel, und gleich dahinter, also hinter den ersten Haaren, entdecken Sie eine kleine Höhlung. Hier liegt der Punkt.
Drücken und massieren Sie ihn kräftig.

Neben diesem Hauptpunkt gibt es als zusätzliche Punkte folgende: Wenn das eine Nasenloch mehr verstopft ist als das andere, behandeln Sie am besten einen Punkt, der in der Ecke des Nasenflügels genau über dem Mundwinkel liegt. Er sollte ebenfalls intensiv geknetet werden, und zwar rechts für das rechte Nasenloch und links für das linke.

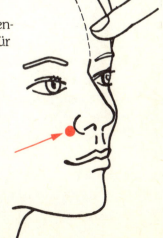

Sie haben Schmerzen an der Schulter

Zahlreiche Umstände können zu Schmerzen an der Schulter führen.
Es kann sich zum Beispiel um einen direkten Stoß handeln, der eine zeitweise Bewegungsunfähigkeit zur Folge hat.
Der Schmerz kann aber auch, was weit häufiger der Fall ist, plötzlich und mehr oder weniger intensiv auftreten und die Bewegungsfähigkeit beeinträchtigen. Schlimmstenfalls haben wir eine »steife« Schulter: Dann ist praktisch jede Bewegung unmöglich; die Schulter bleibt wie an den Körper geheftet und läßt sich nicht rühren. Dieser Zustand kann länger andauern, von einigen Tagen bis zu mehreren Monaten oder Jahren. Merkwürdigerweise ist die Bewegung der Schulter nur sehr selten der Grund für dieses Leiden, bei dem die Gesamtheit der Muskeln, Sehnen und Nerven, die das Schultergelenk umgeben, angegriffen, entzündet, blockiert ist.
Das unten abgebildete Schema mag eine Vorstellung von der Verschiedenartigkeit und Vielzahl der Schäden vermitteln, die ein so kompliziertes Gebilde befallen können. Ein kleiner Punkt kann uns in diesen Fällen eine beträchtliche Erleichterung verschaffen und den Schmerz lindern oder seine Entfaltung verhindern.

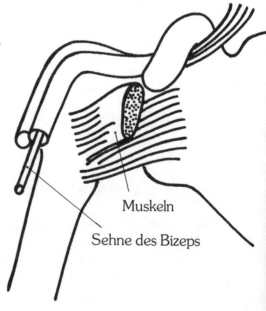

Muskeln
Sehne des Bizeps

Schulterschmerzen

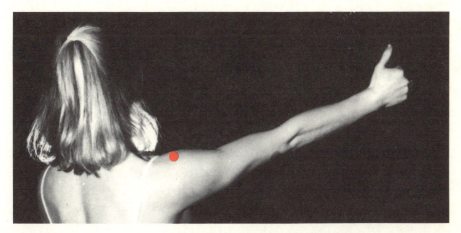

Dieser Punkt befindet sich oben auf der Schulter. Heben Sie
– soweit es Ihnen möglich ist –
den Arm mit gestrecktem Daumen in die Waagerechte. Dann bildet sich vorne auf der Schulter eine kleine Höhlung: Da liegt der Punkt.

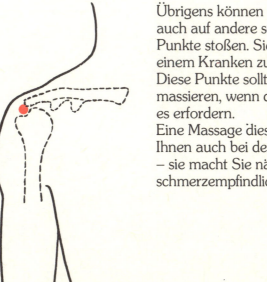

Übrigens können Sie durch Druck auch auf andere schmerzhafte Punkte stoßen. Sie variieren von einem Kranken zum anderen. Diese Punkte sollten Sie ebenfalls massieren, wenn die Schmerzen es erfordern.
Eine Massage dieser Punkte hilft Ihnen auch bei der Heilgymnastik – sie macht Sie nämlich weniger schmerzempfindlich.

Sie haben Schwellungen

Schwellungen treten vor allem an den unteren Gliedmaßen auf. Sie sind meist auf Schwächen zweier wichtiger Organe zurückzuführen: des Herzens und der Nieren. Die Behandlung der Schwellungen fällt in den Aufgabenbereich des Arztes.

Außerdem sind als lokale Ursachen die Ödeme zu nennen, die auf mangelnde Durchblutung zurückzuführen sind. Besonders Menschen, die Krampfadern oder häufig Venenentzündungen haben, leiden darunter. Nicht so schwerwiegend sind die zahllosen Knöchelschwellungen – Ödeme hinten an den Fesseln –, die vor allem gegen Tagesende auftreten, wenn man viel auf den Beinen gewesen ist. Neben den einschlägigen therapeutischen Mitteln und dem guten Rat, zu schlafen und die Füße hochzulegen, kann die Akupunktur einen Punkt anbieten, der hier ebenfalls Hilfe bringen kann.

Schwellungen

Dieser Punkt befindet sich auf beiden Füßen. Er liegt in der Verlängerung des Zwischenraums, der den großen Zeh vom nächstfolgenden trennt. Man folgt diesem Zwischenraum mit dem Finger bis zu der Stelle, wo die beiden Knochen zusammenlaufen. Hier liegt der gesuchte Punkt.

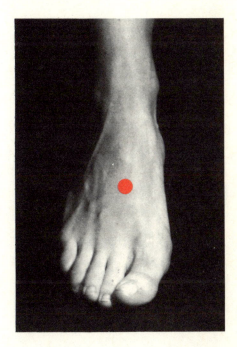

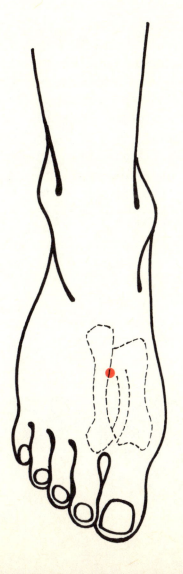

Sie sind see- oder reisekrank

Es handelt sich hier um eine Erkrankung, die allgemein bei Reisen auftreten kann, ob im Zug, im Auto, im Flugzeug oder auf dem Schiff. Kalter Schweiß, Schwindelanfälle, Erbrechen führen Sie zuweilen an die Grenze der Ohnmacht, jedenfalls hindern diese Erscheinungen Sie daran, sich normal zu ernähren und die Reise zu genießen. Und das häufige Erbrechen, besonders bei kleinen Kindern, kann zu einem gefährlichen Flüssigkeitsverlust führen.

Deshalb ist es von Nutzen, einen Punkt zu kennen, der bei diesen leidigen Vorfällen Linderung verschafft.

See-/Reisekrankheit

Dieser Punkt befindet sich auf der Mittelachse zwischen dem Nabel und dem Brustbein, der kleinen Knochenspitze, mit der die Brust endet.
Auf halbem Weg zwischen beiden liegt Ihr Punkt, den Sie stark und anhaltend massieren sollten.

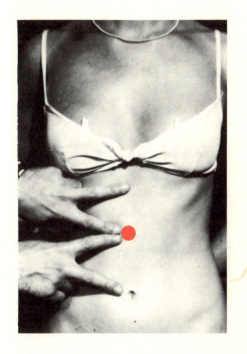

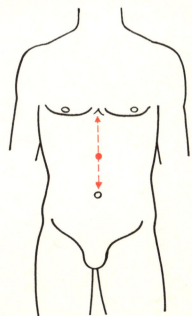

Akupunktur und Sexualität – Impotenz und Frigidität

Es ist noch nicht lange her, daß sich die abendländische Wissenschaft und Forschung mit der Sexualität beschäftigt, einem Thema, das bis dahin als tabu galt.
Für die Chinesen ist die sexuelle Energie eine der Komponenten der Lebensenergie, wie die Nahrung und die Luft, die man atmet, und sie stellt eine der »Werkstätten« dar, in denen die menschliche Energie hervorgebracht wird. Deshalb ist die Erhaltung und Erneuerung dieser Energie nach chinesischer Ansicht nicht nur ein angenehmer Zeitvertreib, sondern auch eine unumgängliche Notwendigkeit.

Behandlung der männlichen Impotenz

Ursache kann natürlich eine Fehlbildung des Gliedes oder eine schwere Infektion sein. Meistens handelt es sich jedoch um einen Zustand psychischer Erschöpfung, der verschiedene Gründe haben kann. Etwa der Mangel an Sonne, der durch die Abschirmung der ultravioletten Strahlen durch die verschmutzte Luft bedingt sein kann; oder allgemein das moderne Leben, das den Männern einen Arbeitseinsatz abverlangt, der alle Energien aufbraucht und ihnen keine Zeit läßt, an etwas anderes zu denken. Man braucht nur zu beobachten, wie oft diese Impotenz im Urlaub von selbst verschwindet, dann nämlich, wenn die Aufnahmebereitschaft größer und die Streßbelastung geringer ist.
Um diese zeitweisen »Ausfälle« zu beheben, aber auch, um das Problem gründlich zu kurieren, bieten sich zwei Punkte an:

Sexualität/Impotenz

Der erste Punkt liegt auf dem Bauch: genau auf der halben Strecke zwischen Nabel und Schambein.

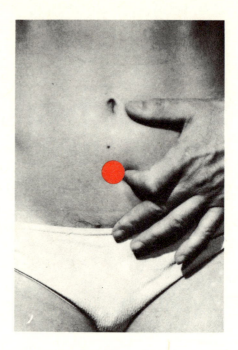

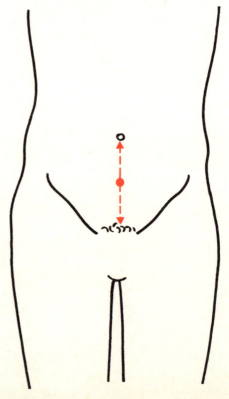

Sexualität/Impotenz

Der zweite Punkt befindet sich auf dem Rücken, und zwar genau auf der Wirbelsäule, vier Fingerbreit oberhalb des Kreuzbeins, das heißt der Erhebung, die der dicke Knochen dort bildet.

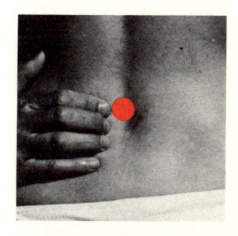

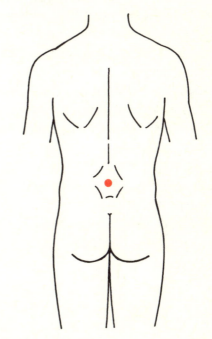

Behandlung der Frigidität und der Sterilität

Obgleich Gegenstück zur männlichen Impotenz, geht die Frigidität nach chinesischen Vorstellungen über das einfache Problem der Unfähigkeit, sexuelle Lust zu empfinden, hinaus.
Für die Chinesen ist Frigidität gleichbedeutend mit Sterilität, sie nimmt der betreffenden Person ihre Möglichkeit zur Fortpflanzung.
Wie man auch über diese Auffassung denken mag ...

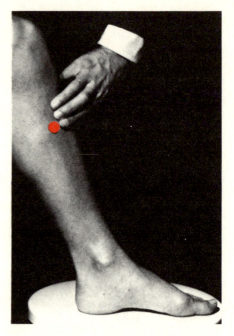

... die in Frage kommenden Punkte sind in beiden Fällen dieselben. Es gibt zwei Hauptpunkte, einen am Bein und den anderen im Handteller.

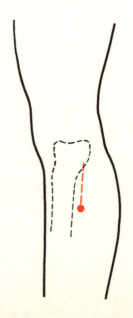

Sexualität/Frigidität 145

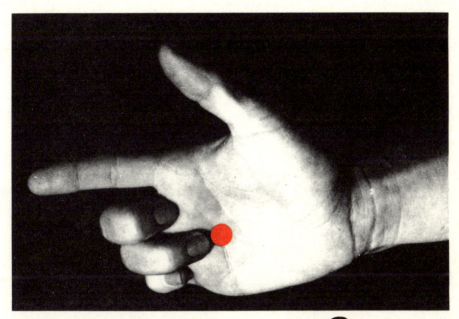

Um den ersten Punkt zu finden, der auf der Innenseite des Unterschenkels liegt, muß man zuerst das Schienbein lokalisieren, das heißt den Knochen, der unterhalb des Knies beginnt. Fährt man an seinem hinteren Rand entlang, stößt man auf eine Ecke: Drei Fingerbreit darunter liegt der Punkt.

Auch der Punkt an der Hand ist leicht zu erkennen: Er liegt im Handteller an der Stelle, wo der gekrümmte Ringfinger die »Lebenslinie« berührt.

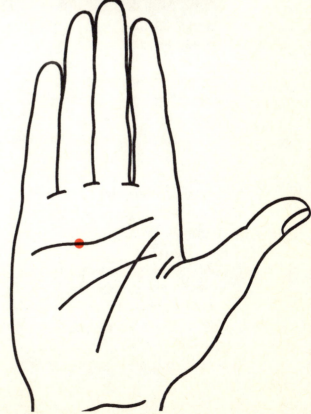

Sie sind stimmlos

Sie hatten eine kleine, unbedeutende Erkältung. Und da ist allmählich die Stimme heiser geworden, hat sich im Ton verändert und ist schließlich ganz weggeblieben. Oder Sie haben an einem lauten Abend ihre Stimmbänder zu sehr anstrengen müssen, vielleicht auch einen Vortrag gehalten – und nun sind Sie auf einmal stimmlos. Was für die meisten im alltäglichen Leben nur eine Unannehmlichkeit ist, kann bei Menschen, die sich beruflich ihrer Stimme bedienen müssen, zu einer Katastrophe werden; der Sänger verliert seine Gage, der Politiker seine Wähler, der Lehrer kann sich seinen Schülern nicht mehr verständlich machen.

Worauf ist dieses merkwürdige Versagen der Stimme zurückzuführen? Nun, unser Kehlkopf, das Organ, mit dem wir Töne hervorbringen, ist mit einem System von Klappen versehen, von »Zungen« würde der Fachmann sagen: den Stimmbändern.

Diese Stimmbänder können aus zwei Gründen versagen. Entweder sind sie leblos, die Nerven haben keine Gewalt mehr über sie; das ist die Stimmbandlähmung, die man sehr ernst nehmen muß, da ihr eine schwere Erkrankung zugrunde liegt. Nur der Hals-, Nasen- und Ohrenarzt kann sie feststellen.

Gewöhnlich ist es aber nur eine gewisse Überforderung der Stimmbänder – eine Infektion, eine Entzündung, die sie anschwellen läßt. In diesen Fällen kann die Akupunktur helfen, sie zum Abschwellen zu bringen.

Stimmlosigkeit

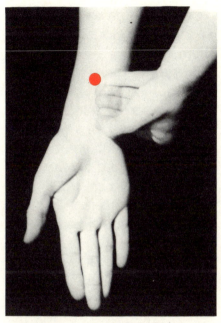 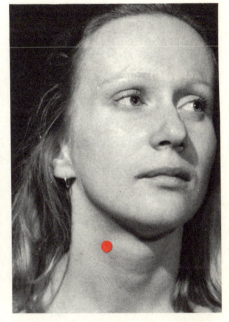

Hier kommen zwei Punkte besonders in Betracht: Der erste liegt oberhalb des Handgelenks – eine Handbreit über seiner unteren Falte – auf der Mittellinie des Unterarms.

Der zweite befindet sich seitlich vom Kehlkopf, an der Spitze des kleinen Knochens, der dieses Organ stützt und den man mit Daumen und Zeigefinger einer Hand massieren kann. Der Punkt am Kehlkopf ist übrigens deutlich zu sehen.

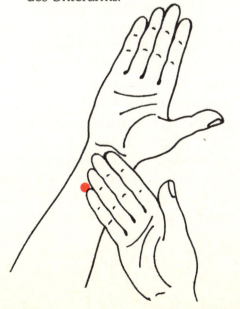 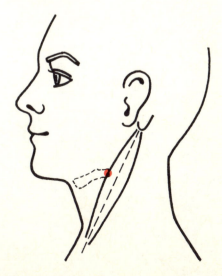

Sie haben eine Verbrennung oder einen Sonnenbrand...

... was in etwa das gleiche ist, denn ein Sonnenbrand ist nichts anderes als eine Verbrennung ersten Grades. Bekanntlich werden Verbrennungen in verschiedene Grade unterteilt: Der erste Grad ist erreicht, wenn die Haut gerötet ist; der zweite Grad ist durch Brandblasen gekennzeichnet, die jedoch narbenfrei verheilen; beim dritten Grad tritt Schorfbildung auf, es entstehen Brandwunden mit tiefergreifender Gewebszerstörung (Nekrose). Man unterscheidet sogar einen vierten oder fünften Grad, je nachdem, ob Muskeln oder Knochen erfaßt sind (Verkohlung).
Natürlich fallen nur harmlose Verbrennungen wie beim Sonnenbrand in den Bereich der Akupunktur. Auch muß man das Ausmaß und den Umfang solcher Verbrennungen berücksichtigen, denn ein paar Blasen an einzelnen Stellen sind für den Menschen weniger gefährlich als ein Sonnenbrand ersten Grades am ganzen Körper.

Verbrennungen/Sonnenbrand

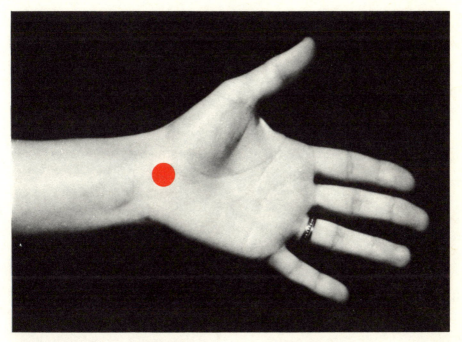

Wie dem auch sei, es gibt einen Punkt, der die Verbrennung, gleich welcher Art, lindern kann. Dieser Punkt liegt auf der Innenhand, genau in der Mitte der Beugefalte des Handgelenks. Massieren Sie ihn kräftig, und der brennende Schmerz wird beträchtlich nachlassen.

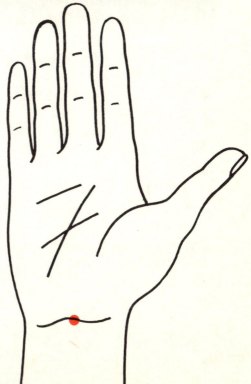

Sie haben Verstopfung

Ein typisches Frauenleiden und gleichzeitig eine Krankheit der modernen Welt, die, wie man sagt, durch vieles Sitzen gefördert wird. Aber es ist auch ein uraltes Leiden – schon aus ägyptischer Frühzeit sind uns Abführrezepte überliefert.
Dennoch stimmt es natürlich, daß der Mangel an körperlicher Bewegung dieses ewige Problem erschwert. Hinzu kommen Ernährungsfehler, die für unsere Gesellschaft charakteristisch sind: Außerhalb der Mahlzeiten wird nicht genügend getrunken, man nimmt zu wenig »Ballaststoffe« wie grünes Gemüse, Kleie usw. zu sich.
Die bequemste Lösung, zu der man leider zu schnell und zu häufig greift, ist das Abführmittel – in Form von Pillen, Tee oder Zäpfchen.

Das bedeutet jedoch, ein Übel durch das andere zu ersetzen. Denn dadurch wird der Darm mit der Zeit gereizt und entzündet sich; die Verstopfung weicht künstlichem Durchfall, der dem Kranken Wasser, Minerale und Salze entzieht. Und so entsteht die Krankheit der Abführmittel, die zu zahlreichen chronischen Leiden und sogar zu schweren Darmerkrankungen führen kann. Deshalb ist jede natürliche Methode willkommen, die die normale Verdauung wiederherstellt, ohne den Organismus zu schädigen. Hier ist die Akupunktur am Platz, und zwar mit einem Punkt, der sehr leicht zu reizen ist.

Verstopfung

Dieser Punkt befindet sich am Innenrand des Nagelbetts der großen Zehe, und zwar im Schnittpunkt der beiden Linien, die an der Längsseite und der Basis des Zehnagels verlaufen.

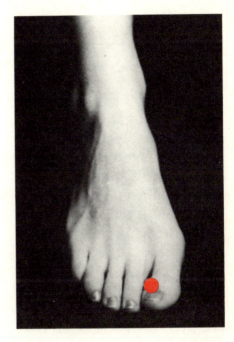

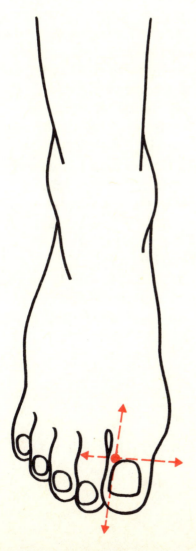

Sie haben Würmer

Kann man tatsächlich von der Stimulierung kleiner Punkte an der Oberfläche der Haut erwarten, daß man den Organismus von diesen unerwünschten Bewohnern des Dickdarms befreit?
Die chinesische Überlieferung lehrt es jedenfalls – und die praktische Erfahrung des Akupunkteurs bestätigt es –, daß in diesem besonderen Fall die Akupunktur ausgezeichnete Behandlungsmethoden liefert.

Wie wirkt also die Akupunktur in die Tiefe? Zum Beispiel, indem die Stimulierung der Punkte Darmverkrampfungen auslöst, die die Würmer ausstoßen. Doch weder die klinische Erfahrung noch die verzeichneten Bewegungen des Darms haben dergleichen gezeigt. Man kann folglich nur annehmen, daß die Darmflora selbst durch die Reizung des Punktes verändert wird und damit den Parasiten das Leben gewissermaßen unmöglich macht. Übrigens hat der Verfasser dieses Buches bei der Behandlung desselben Punktes zuweilen beobachten können, daß Hautpilzerkrankungen verschwinden.
Dieser Punkt müßte also die Verteidigungsmöglichkeiten des Organismus gegenüber Parasiten stärken.

Hier ist die Lage des Punktes: An der Spitze des kleinen Zehs, im Schnittpunkt der beiden Linien, die an der Basis des Nagelbetts und an der Außenseite des Zehennagels verlaufen.

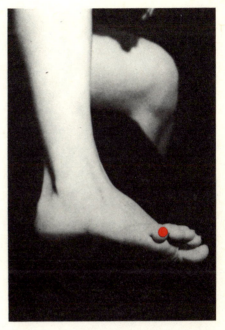

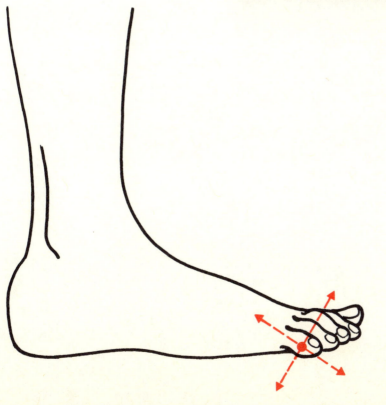

Sie haben Zahnschmerzen

Noch niemand ist daran gestorben, aber alle haben darunter gelitten – weshalb es besonders wichtig ist, einen sehr wirkungsvollen Punkt zu finden; und dieser Punkt ist obendrein ganz leicht zu finden:

Zahnschmerzen

Er liegt an der Seite des Zeigefingers, die dem Daumen zugewandt ist. Sie ziehen eine Linie am Nagelbett entlang in horizontaler Richtung, dann eine zweite Linie am Fingernagel entlang. Wo diese beiden Linien sich kreuzen, liegt der gesuchte Punkt. Sie nehmen dazu den Zeigefinger der Hand, auf deren Seite sich der schmerzende Zahn befindet.

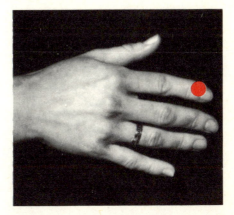

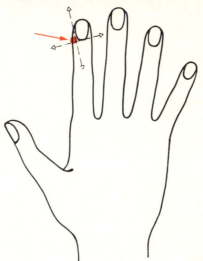

Natürlich wird dieser Punkt Sie nicht von einer Karies oder einer vereiterten Zahnwurzel heilen; aber er wird Ihnen in der Zeit vor dem Zahnarztbesuch helfen, und selbst in der Praxis können Sie, wenn der Arzt es erlaubt, die Behandlung ohne Betäubung über sich ergehen lassen. Versuchen Sie es jedenfalls einmal!

Schlußbetrachtung

Nun haben Sie also sprichwörtlich die Waffen in der Hand, um mehr als fünfzig Ihrer kleinen oder großen Leiden zu lindern.

Um es noch einmal zu sagen: Es kann dabei nicht darum gehen, vollständige Behandlungen durchzuführen, die in den Zuständigkeitsbereich des Mediziners oder des auf Akupunktur spezialisierten Arztes fallen. Aber immerhin haben Sie jetzt die Möglichkeit, auf die Unannehmlichkeiten und Widerwärtigkeiten des Lebens die richtige Antwort zu geben.

Und vielleicht können Sie selbst durch Ihre Beobachtungen und Erfahrungen zur Weiterentwicklung dieses Zweiges der Medizin beitragen, der ebensoviel für die Zukunft verspricht, wie er in seiner langen Geschichte bereits gehalten hat.